DE LA

CHOLÉCYSTECTOMIE

DANS LA LITHIASE BILIAIRE

PAR

Le Docteur H. MILHIET

ANCIEN INTERNE EN MÉDECINE ET CHIRURGIE DES HOPITAUX DE PARIS
ANCIEN INTERNE DE LA MATERNITÉ DE PARIS
MEMBRE CORRESPONDANT DE LA SOCIÉTÉ ANATOMIQUE
MÉDAILLE DE BRONZE DE L'ASSISTANCE PUBLIQUE

PARIS

G. STEINHEIL, ÉDITEUR

2, RUE CASIMIR-DELAVIGNE, 2

—

1902

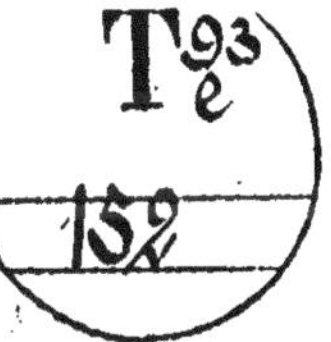

DE LA CHOLÉCYSTECTOMIE

DANS LA

LITHIASE BILIAIRE

DU MÊME AUTEUR

Tumeur liquide rétro-peritonéale (en collaboration avec le Dᵣ Desca-zals). *Bul. de la Soc. anatomique*, juillet 1898.

Palpitations et vaso-constriction périphérique chez les anémiques. *Journal des Praticiens*, 10 décembre 1898.

Traitement des rétrécissements de l'œsophage. *Journal des Praticiens*, 1ᵉʳ avril 1899.

Absence de pouls ; thrombose de l'aorte abdominale et de l'artère sous-clavière gauche ; endartérite oblitérante des sous-clavières, des humérales, des iliaques et d'une portion des fémorales (en collaboration avec M. Huchard). *Bul. de la Soc. anatomique*, juin 1899, et *Traité des maladies du cœur*, de M. Huchard.

Des kystes glandulaires du pancréas. *Journal des Praticiens*, 2 septembre 1899.

De la cystostomie sus-publenne. *Journal des Praticiens*, 23 septembre et 14 octobre 1899.

Traitement des bartholinites. *Journal des Praticiens*, 25 novembre 1899.

Traitement des abcès du sein. *Journal des Praticiens*, 2 décembre 1899.

Traitement de l'ongle incarné. *Journal des Praticiens*, 9 décembre 1899.

Traitement chirurgical de la péritonite tuberculeuse. *Journal des Praticiens*, 23 décembre 1899.

La kélotomie dans les hernies étranglées. *Journal des Praticiens*, 3 et 24 mars, 28 avril, 9 juin 1900.

Traitement des corps étrangers de l'œsophage. *Journal des Praticiens*, 30 mai 1900.

Traitement des métrites. *Journal des Praticiens*, 2 juin 1900.

Traitement de l'ectopie testiculaire inguinale. *Journal des Praticiens*, 16 juin 1900.

L'opération de l'appendicite. *Journal des Praticiens*, 14 juillet 1900.

Le curettage dans l'infection utérine post-partum et post-abortum. *Journal des Praticiens*, 28 novembre 1900.

Un cas d'ossification de la dure-mère chez une secondipare (en collaboration avec le Dᵣ Langevin). *Bul. de la Soc. anatomique*, novembre 1900.

De l'anus contre nature. *Journal des Praticiens*, 5 janvier 1901.

Traitement des fistules à l'anus. *Journal des Praticiens*, 23 février 1901.

La gastrostomie : indications et technique. *Journal des Praticiens*, 22 juin 1901.

Cholécystite calculeuse chronique avec calculs des canaux cystique et cholédoque ; crises répétées de coliques hépatiques. Cholécystectomie et cholédocotomie sans sutures. Guérison (en collaboration avec le Dᵣ Routier). *Bul. de la Soc. anatomique*, janvier 1902.

Observations dans les thèses des Dʳˢ Tulasne, Rambert, Fossier, Bouvet, Phélippon.

DE LA

CHOLÉCYSTECTOMIE

DANS LA LITHIASE BILIAIRE

PAR

Le Docteur H. MILHIET

ANCIEN INTERNE EN MÉDECINE ET CHIRURGIE DES HOPITAUX DE PARIS
ANCIEN INTERNE DE LA MATERNITÉ DE PARIS
MEMBRE CORRESPONDANT DE LA SOCIÉTÉ ANATOMIQUE
MÉDAILLE DE BRONZE DE L'ASSISTANCE PUBLIQUE

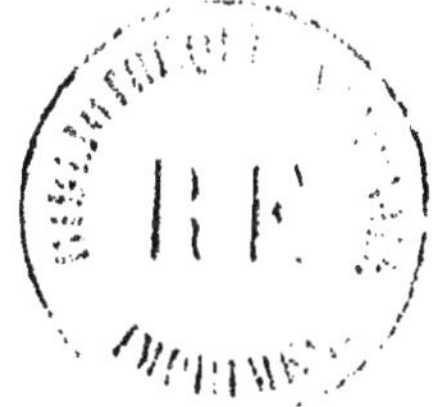

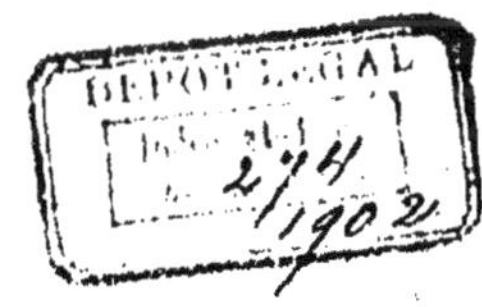

PARIS

G. STEINHEIL, ÉDITEUR

2, RUE CASIMIR-DELAVIGNE, 2

1902

A MON PÈRE

A MA MÈRE

A LA MÉMOIRE DE NOTRE MAITRE DELPEUCH

A NOS MAITRES DANS LES HOPITAUX

Externat

M. le Professeur GILBERT (Hôpital Tenon).

M. le Professeur agrégé RICHELOT (Hôpital St-Louis).

M. le Docteur GOMBAULT (Hospice d'Ivry).

M. le Docteur MOIZARD (Hôpital des Enfants-Malades).

Internat

M. le Docteur DE BEURMANN, médecin de l'Hôpital Broca-Lourcine.

M. le Docteur HUCHARD, médecin de l'Hôpital Necker.

M. le Professeur agrégé RICHELOT, chirurgien de l'Hôpital St-Louis.

M. le Docteur PORAK, accoucheur en chef de la Maternité.

M. le Professeur agrégé POTOCKI, accoucheur-adjoint.

M. le Professeur agrégé RICARD, chirurgien de l'Hôpital St-Louis.

M. le Docteur ROUTIER, chirurgien de l'Hôpital Necker.

Nous tenons à remercier tout particulièrement nos maîtres d'Internat :

M. de BEURMANN, *auprès duquel nous regrettons d'être resté aussi peu de temps.*

M. HUCHARD, *qui voulut bien nous accueillir comme interne presque au début de notre première année ; il nous a fait largement profiter de son enseignement clinique et thérapeutique des maladies du cœur et donné en maintes circonstances des marques d'intérêt.*

MM. RICHELOT, RICARD et ROUTIER, *qui furent nos maîtres en chirurgie. C'est à eux que nous sommes redevable de ce que nous savons de pratique chirurgicale et gynécologique ; l'initiative qu'ils nous ont laissée dans leurs services a été pour nous une marque de confiance dont nous apprécions toute la valeur. Ils resteront pour nous les modèles des chirurgiens brillants autant que consciencieux et nous nous efforcerons dans l'avenir de mettre en pratique leurs savantes leçons.*

MM. PORAK et POTOCKI, *pour la large part qu'ils ont bien voulu nous laisser prendre aux interventions obstétricales dans leur beau service de la Maternité.*

A NOS AUTRES MAITRES

MM. les Professeurs TILLAUX et GRANCHER.

MM. les Professeurs agrégés LANCEREAUX, RECLUS, MARFAN.

MM. les Docteurs POLAILLON, DESCROIZILLES, MOUTARD-MARTIN, VARIOT, POIRIER, JACQUET, QUEYRAT, J. RENAULT, MOSNY, MORESTIN, LAUNAY, DEMOULIN.

DE LA CHOLÉCYSTECTOMIE

DANS LA

LITHIASE BILIAIRE

INTRODUCTION

La chirurgie des voies biliaires, née il y a peu d'années encore, s'est développée avec une rapidité surprenante, et le temps n'est pas encore très éloigné où les lithiasiques biliaires relevaient exclusivement de la médecine ; c'est que, à la faveur des méthodes nouvelles, cette chirurgie a donné de bonne heure d'heureux résultats, encourageant les malades et les médecins.

Nous avons eu l'occasion pendant notre internat d'assister nos maîtres dans un certain nombre d'opérations sur la vésicule et les voies biliaires ; pendant notre dernière année surtout, nous avons aidé M. Routier pour toutes ces opérations et nous avons été frappé de la bénignité et des résultats de la cholécystectomie dans la lithiase biliaire chronique. C'est alors, qu'étudiant cette question, nous avons pu noter des divergences entre les chirurgiens, relativement à la valeur et aux indications de cette opération qui fut longtemps délaissée en France au profit de la cholécystostomie.

Nous avons pensé faire œuvre utile et intéressante en reprenant cette question de thérapeutique chirurgicale si importante et que la conception nouvelle de la lithiase biliaire a profondément modifiée.

M. Routier ayant bien voulu mettre à notre disposition ses observations, nous laisser recueillir dans son service celles de cette année et nous laisser opérer une malade (obs. 5), nous avons pu étudier ainsi les indications et la technique de l'ablation de la vésicule, et apprécier ses résultats immédiats et éloignés, car nous avons pu revoir quelques malades opérées depuis plus ou moins longtemps.

Nous remercions vivement notre excellent maître, qui nous a ainsi facilité notre travail et prodigué ses conseils éclairés.

Nous allons étudier, dans une première partie, l'origine de la lithiase biliaire, les accidents qu'elle peut amener, les moyens médicaux et chirurgicaux à opposer à ces accidents, graves pour la plupart ; la seconde partie sera consacrée aux indications, à la technique opératoire de la cholécystectomie ; dans la troisième partie, nous exposerons les observations que nous avons pu recueillir.

Nous avons été précédé dans cette étude par Calot qui, dans sa thèse en 1890, a étudié la cholécystectomie en général ; cette opération était nouvelle en France. Terrier, Michaux et quelques autres en avaient rapporté plusieurs observations heureuses. Calot en a fait l'historique détaillé, aussi nous sommes-nous limité, pour la bibliographie et les observations, à la période de 1891-1902, pendant laquelle, d'ailleurs, un très grand nombre de travaux ont paru sur la chirurgie des voies biliaires en général, sans traiter d'une façon spéciale le sujet qui nous occupe ; nous avons essayé de combler cette lacune et pour cela nous avons consulté ces divers travaux, cherchant à être le plus complet possible.

PREMIÈRE PARTIE

CHAPITRE PREMIER

GÉNÉRALITÉS SUR LA LITHIASE BILIAIRE

Avant d'étudier les indications de la cholécystectomie dans la lithiase biliaire, il nous semble indispensable de montrer quelles sont les origines de cette affection et les accidents qu'elle peut entraîner ; il nous sera plus facile ensuite d'indiquer comment on peut remédier à ces derniers.

Après une étude critique rapide des divers moyens médicaux et chirurgicaux à opposer aux accidents lithiasiques, nous pourrons tenter de poser les indications de l'extirpation de la vésicule, décrire sa technique opératoire et discuter ses résultats d'après nos observations personnelles et celles que nous avons pu réunir.

I. — Origine de la lithiase biliaire.

Nous n'exposerons pas la théorie pathogénique de la lithiase biliaire, elle est décrite tout au long dans les traités spéciaux ; elle s'est d'ailleurs presque complètement transformée depuis quelques années. L'étude des infections biliaires, celle du microbisme des calculs, la reproduction expérimentale de ces derniers, ont établi d'une façon certaine l'origine microbienne des calculs biliaires.

Cette théorie repose sur les deux faits suivants : la cholestérine et la chaux se forment aux dépens de la muqueuse enflammée des voies biliaires ; les lésions de la muqueuse sont produites par des microbes.

Naunyn, déjà en 1891, avait vivement critiqué les opinions émises sur l'étiologie de la lithiase biliaire, et montré que la cholestérine n'était pas un produit de sécrétion du foie ; de son côté, Jankau n'ayant pu obtenir une augmentation notable de la chaux biliaire en introduisant dans les voies digestives du chien de fortes doses de sels de chaux, ruina l'hypothèse de l'origine alimentaire d'un excès de cette substance.

Au contraire, l'origine muqueuse de ces deux substances est indéniable ; mais elle nécessite une lésion, une desquamation épithéliale de la muqueuse des voies biliaires. Celle-ci est rapportée à l'existence d'une angio-cholécystite infectieuse qui met en liberté dans la bile les éléments constitutifs des calculs.

L'invasion microbienne des voies biliaires est fréquente, soit au cours d'une bonne santé apparente, soit à la suite de maladies infectieuses, surtout la fièvre typhoïde.. « Et l'on s'explique facilement, disent MM. Gilbert et L. Fournier, que les causes réellement prédisposantes de la lithiase biliaire soient celles qui favorisent cette ascension des germes intestinaux. La stase biliaire, par quelque mécanisme qu'elle se produise, devient donc un des facteurs étiologiques les plus importants, d'autant plus qu'elle agit encore en retenant dans la vésicule et en soustrayant à la chasse biliaire les premiers précipités, les premiers éléments des calculs en formation .»

D'ailleurs, la théorie de l'angiocholécystite lithogène est prouvée : d'une part, par la présence de microbes, le coli-bacille surtout, au centre des calculs, ainsi que l'ont établi Gilbert et Dominici, puis Gilbert et L. Fournier, Hanot, Letienne, microbes dont la virulence serait augmentée par les troubles gastro-intestinaux; d'autre part, par la reproduction expérimentale des calculs biliaires obtenue par Mignot, Gilbert et L. Fournier en 1897.

La cholélithiase doit donc actuellement être regardée comme le résultat d'une infection biliaire, mais d'une infection légère ne déterminant qu'une angiocholécystite catarrhale et desquamative.

« En résumé, la doctrine microbienne de la lithiase biliaire est fondée, d'une part, sur les recherches de chimie physiologique qui démontrent d'une façon évidente l'origine vésiculaire de la cholestérine et de la chaux, d'autre part, sur la notion aujourd'hui bien claire et bien nette des infections biliaires dans une de leurs formes légères et superficielles, l'angiocholécystite catarrhale et desquamative. La présence de microbes au centre des calculs, constatée par l'étude bactériologique systématique de ceux-ci et enfin la possibilité de produire expérimentalement de la lithiase par des infections biliaires, établissent la justesse de cette théorie. Le microbe apparaît ici comme cause déterminante. Et c'est en facilitant l'ascension des germes intestinaux dans l'appareil biliaire qu'agissent toutes les circonstances étiologiques autrefois admises comme causes de la lithiase biliaire ». (Gilbert et L. Fournier.)

Deux ordres de causes réunies ou séparées favorisent l'envahissement microbien. Ce sont : d'un côté, des troubles du fonctionnement mécanique de l'appareil biliaire, agissant par stase biliaire ; telles sont les modifications du trajet normal des gros conduits extrahépatiques, coudures du cystique ou du cholédoque, rétrécissements de ces conduits, altération du pouvoir contractile des voies d'excrétion. L'atonie de l'appareil biliaire dans les maladies infectieuses serait une cause puissante de stase biliaire et d'ascension microbienne. A ces troubles mécaniques se joignent les modifications qualitatives et quantitatives de la sécrétion biliaire qui se produisent dans un grand nombre d'états pathologiques.

II. — Formation des calculs dans la vésicule. Rareté des calculs intra-hépatiques.

C'est dans la vésicule que se forment généralement les calculs ; la lithiase intra-hépatique, fréquente chez les bovidés, est très rare chez l'homme ; c'est pourquoi Charcot qualifiait d'exotiques les calculs intra-hépatiques.

On trouve cependant des calculs dans les canaux hépatique, cystique et cholédoque, mais ce sont des calculs migrateurs provenant de la vésicule. car, pour qu'ils se soient formés dans ces conduits, il faudrait qu'une lésion ait rétréci au-dessus le calibre de ces canaux, ce qui est exceptionnel.

La vésicule est le foyer d'élection de la lithiase; le plus grand nombre des calculs s'y forment, d'autres, nés plus haut, s'y accroissent, la plupart y séjournent. D'ailleurs, les allures insidieuses de la cholécystite calculeuse tendent à prouver que les calculs vésiculaires ne progressent pas du foie vers le cholécyste, mais qu'ils sont une formation vésiculaire propre.

Enfin, la fréquence de la lithiase vésiculaire par rapport à la lithiase du cholédoque et surtout à la lithiase intra-hépatique, la disposition anatomique de la vésicule, les replis du canal cystique, le rôle physiologique de la vésicule, rendent parfaitement compte de cette particularité anatomo-pathologique.

Ces calculs une fois formés occupent surtout la vésicule, mais ils peuvent migrer dans les diverses parties de l'arbre biliaire. Dans la vésicule, ou bien ils sont libres, ou bien ils sont accolés aux parois, parfois même ils sont incrustés dans l'épaisseur des parois. Dans certains cas, toute la paroi vésiculaire est tapissée de concrétions.

III. — Dangers des calculs de la vésicule.

On sait que les calculs peuvent ne provoquer aucun accident, pas même de coliques hépatiques, et il n'est pas rare de trouver la vésicule biliaire remplie de calculs, en faisant l'autopsie de gens qui n'ont jamais eu le moindre accident lithiasique. Mais il n'en est pas toujours ainsi et la lithiase une fois constituée peut évoluer vers l'expulsion des calculs ou entraîner des accidents divers et des complications d'une gravité très grande, nécessitant parfois d'urgence une intervention chirurgicale.

La *colique hépatique* en elle-même n'est pas grave, puisqu'elle traduit la migration des calculs, mais elle peut engendrer des complications, et par son acuité, sa répétition réclamer une intervention.

Mais ce qui constitue la gravité de la lithiase biliaire, c'est la possibilité d'une *infection secondaire* pouvant déterminer dans tout l'appareil biliaire et hépatique des troubles mettant la vie en danger.

L'infection secondaire a pour cause d'appel la présence des calculs qui sont eux-mêmes fonction d'infection. Cette infection secondaire est favorisée par les lésions des conduits biliaires et surtout de la vésicule mettant obstacle à la chasse biliaire normale. Les accidents de migration régulière, en traumatisant les voies biliaires, sont également favorables à l'infection ; ainsi s'expliquent les phénomènes infectieux observés au cours de la colique hépatique et des migrations irrégulières avec arrêt des calculs dans les canaux biliaires, en particulier dans le cholédoque.

L'infection secondaire a des résultats variables suivant qu'elle est légère et aboutit à une angiocholécystite superficielle, ou qu'elle est grave et produit des lésions profondes suppurées, ulcéreuses des voies biliaires ; elle domine et commande l'évolution et le pronostic de la lithiase biliaire.

L'angiocholécystite superficielle ou catarrhale, facteur de la production des calculs, peut, ceux-ci formés depuis longtemps, reparaître secondairement ; les lésions sont alors minimes, elles restent localisées à la muqueuse, mais elles peuvent atteindre les autres éléments et aboutir à la sclérose des voies biliaires. La vésicule étant le foyer de prédilection de l'infection secondaire, les lésions peuvent s'y cantonner, engendrant alors la *cholécystite calculeuse* qui constitue la localisation dominante et la lésion principale de l'infection biliaire lithiasique, donnant lieu à des indications thérapeutiques spéciales.

Les lésions observées sont surtout inflammatoires ; variables suivant les cas, elles ont été longuement étudiées par Langenbuck, Janowski, Delbecq.

L'infection légère détermine un œdème de la paroi vésiculaire avec légère exsudation, multiplication des villosités de la surface interne de la vésicule et diminution de la contractilité de ce réservoir dont les parois sont augmentées de volume, tomenteuses.

D'après Janowski, dans la cholécystite chronique, on observe une dégénérescence scléreuse de la muqueuse, avec effacement de ses plis. En même temps, la couche musculo-conjonctive subit une hypertrophie de ses fibres lisses, puis le tissu conjonctif y devient de plus en plus puissant. Finalement, la muqueuse atrophiée tend à se confondre avec la musculeuse ; on observe des ulcérations de la paroi vésiculaire tenant à l'irritation causée par les calculs et à la nutrition insuffisante des parois ; il est plus rare de rencontrer sur la muqueuse des proliférations verruqueuses.

Dans les formes graves, toutes les couches sont atteintes : du tissu conjonctif remplace la muqueuse qui disparaît, la couche musculeuse s'atrophie, la celluleuse fait place à une couche graisseuse parsemée de foyers inflammatoires. Ces lésions de sclérose se propagent rapidement, amenant de la péricholécystite et de la périhépatite.

La sclérose des parois aboutit habituellement à cette forme de cholécystite chronique que Mignot appelle scléro-atrophique ; la vésicule est atrophiée, ratatinée, ses parois sont épaissies, indurées, calcifiées ; elle forme une sorte de coque fibreuse, rigide, moulée sur les calculs qui la pénètrent et auxquels elle adhère, ou bien contenant des calculs libres, de la bile altérée, du mucus, des microbes peu virulents ; dans certains cas on y trouve une masse puriforme que le microscope montre n'être pas du pus. Lorsque les calculs ont été expulsés de la vésicule, celle-ci s'atrophie parfois de telle façon qu'elle disparaît presque complètement et qu'on a peine à la trouver au cours d'une opération. Courvoisier a beaucoup insisté sur ce fait, d'autant plus remarquable que souvent les voies biliaires principales sont obstruées par des calculs, d'où ictère chronique par rétention, alors qu'au contraire dans les obstructions non lithiasiques du cholédoque la vésicule est dilatée. Ce fait sur lequel est revenu M. Terrier (loi de Courvoisier-Terrier) n'est pas absolument constant, mais il n'en a pas moins une grande valeur.

A côté de la forme atrophique, on observe une forme de cholécystite chronique scléro-hypertrophique. Des observations en ont été rapportées par Termet, Guéniot, Morestin et nous-même avec M. Routier. La paroi vésiculaire est scléreuse, dure, très épaissie, mais la vésicule est très dilatée et contient, avec des calculs en plus ou moins grand nombre, de la bile le plus souvent altérée en quantité notable.

Toutes ces lésions de sclérose gagnent le col de la vésicule et l'origine du canal cystique, qui sont fréquemment oblitérés par des calculs enclavés, et l'on observe alors une autre forme de cholécystite chronique dans laquelle la vésicule distendue par du liquide clair a ses parois très amincies ; il s'agit dans ces cas d'hydropisie de la vésicule biliaire.

La forme d'angiocholécystite suppurée présente une tout autre gravité ; localisée à la vésicule et aux gros canaux, ou atteignant tout l'appareil biliaire, elle détermine du côté du foie des abcès sur lesquels nous n'avons pas à nous étendre.

Mais la suppuration peut se localiser à la vésicule, déterminant la cholécystite suppurée, l'empyème vésiculaire ; ces suppurations vési-culaires ne sont pas sans danger, car, lorsque la voie est fermée du côté du canal cystique, le pus se fraye un chemin à travers la paroi vésiculaire qui s'ulcère et se rompt, d'où péritonite généralisée ou, s'il y avait des adhérences, suppuration périvésiculaire, ou enfin phlegmon biliaire venant s'ouvrir à la paroi.

Nous avons eu l'occasion d'observer avec M. Routier, en jauvier dernier, une malade de plus de 60 ans, vieille lithiasique qui présentait des signes de péritonite localisée dans la partie droite de l'abdomen ; l'examen, rendu difficile par la défense musculaire, ne permettait pas de préciser le diagnostic, il s'agissait d'appendicite ou de suppuration périvésiculaire ; l'état général était grave, il y avait un peu d'ictère qui faisait pencher le diagnostic en faveur d'accidents lithiasiques. La laparotomie latérale montra qu'il s'agissait de péritonite biliaire con-sécutive à une rupture de la vésicule biliaire suppurée et remplie de calculs ; ceux-ci furent évacués, la vésicule ouverte, lavée et large-ment drainée, mais la malade âgée, très affaiblie par les accidents qui dataient de quatre jours, ne put supporter l'opération et mourut le lendemain.

Tous ces accidents infectieux amènent des modifications du côté du parenchyme hépatique, de la cirrhose biliaire infectieuse (Gilbert).

Il est aisé de comprendre que toutes ces lésions du cholécyste ne se forment pas et n'évoluent pas sans déterminer une vive réaction péri-vésiculaire aboutissant à la production d'adhérences plus ou moins étendues entre la vésicule et les organes voisins, foie, épiploon, intes-tin. Ces lésions de péricystite ont une importance beaucoup plus grande qu'on ne le croit généralement, et l'on peut voir à la lecture de nos observations que souvent elles ont été l'origine de douleurs into-lérables et de troubles divers commandant une intervention. Leur importance est grande, non seulement au point de vue clinique, mais aussi au point de vue opératoire comme nous le verrons plus loin. Ces adhérences peuvent provoquer des coudures, des tiraillements, des conduits biliaires, du pylore ; M. Routier a rapporté à la Société de

Chirurgie, en 1899, l'observation d'un malade chez lequel on avait porté le diagnostic de néoplasme du pylore ; à l'ouverture de l'abdomen on trouva une cholécystite calculeuse chronique avec adhérences à l'estomac ; on libéra le pylore et on fit une gastro-entérostomie, le malade guérit.

La vésicule biliaire ainsi altérée perd sa contractilité et devient dès lors inutile; bien plus, elle est un danger, c'est une cavité infectée, où l'infection peut se rallumer, et dont les parois peuvent se rompre.

A côté des accidents infectieux, nous devons signaler ceux qui relèvent d'une *absence de migration* ou d'une *migration incomplète* ; ils sont d'ailleurs fréquemment la conséquence des précédents.

Ce sont, dans le premier cas, des accidents de *colique vésiculaire* que nous retrouverons et sur lesquels ont insisté MM. Gilbert et L. Fournier ; dans le second, des accidents d'obstruction du cystique et du cholédoque.

Un calcul migrateur peut s'arrêter en un point du canal cystique, à son origine le plus souvent, et l'oblitérer complètement ou en partie. S'il y a oblitération complète sans infection, la bile se résorbe et il se produit une rétraction scléreuse atrophique de la vésicule avec péritonite fibreuse de voisinage, ou bien les glandes de la muqueuse sécrètent un liquide muqueux plus ou moins abondant qui s'accumule et distend la vésicule (*hydropisie de la vésicule*).

Si l'oblitération n'est pas complète, si le calcul fait soupape, la bile entre dans la vésicule et n'en peut ressortir ; celle-ci se distend et peut atteindre des dimensions considérables. Lorsqu'il y a infection, il se fait un empyème de la vésicule.

D'ailleurs, l'obstruction du canal cystique peut avoir une autre origine; à la suite d'une poussée d'angiocholécystite calculeuse, il peut se produire une altération des parois aboutissant à un rétrécissement du canal; nous avons vu que les adhérences péricystiques pouvaient entraîner des coudures du cystique, d'où encore obstruction.

L'oblitération du canal cholédoque, relativement fréquente, est autrement sérieuse : un ou plusieurs calculs peuvent être engagés dans ce canal, ou enclavés dans l'ampoule de Water ; on assiste alors à tous les accidents de la rétention biliaire, accidents graves si l'on n'intervient pour lever l'obstacle.

Mentionnons, pour clore la liste des accidents lithiasiques, les perforations et ruptures de la vésicule avec ouverture soit à la paroi abdominale avec fistule persistante, soit dans les organes voisins, l'estomac, l'intestin, et pouvant devenir dans ce dernier cas l'origine d'une infection ascendante des voies biliaires.

La vésicule calculeuse pouvant être l'origine d'accidents dont quelques-uns très graves, on s'est demandé dès longtemps s'il y aurait inconvénient à l'enlever? Cette question a été longuement discutée et nous n'avons nullement l'intention de la reprendre, car elle est actuellement jugée. Un seul fait d'ailleurs suffit à la résoudre, c'est le nombre de malades cholécystectomisés qui se portent bien et vivent sans aucun trouble; de plus, son absence dans certaines espèces animales et dans certains cas chez l'homme est encore une preuve que la vésicule n'est pas un organe indispensable.

Cela ne veut pas dire cependant que la vésicule biliaire normale soit inutile, mais lorsqu'elle est altérée, elle devient non seulement inutile mais dangereuse; l'enlever dans ces cas n'est donc pas une opération antiphysiologique, comme l'ont prétendu les adversaires de la cholécystectomie, mais une opération nécessaire sinon urgente. Il faut l'enlever pour prévenir des accidents possibles, tout comme on enlève l'appendice à froid chez les malades qui ont eu une ou deux crises pour éviter une nouvelle crise plus grave. Cette conduite n'est-elle pas logique lorsque les symptômes permettent de prévoir les lésions vésiculaires et de redouter les complications qu'elles peuvent déterminer tôt ou tard. Attendre celles-ci pour intervenir, alors qu'on a pu les prévoir et les prévenir, est une conduite peu chirurgicale, elle est même coupable jusqu'à un certain point.

Opérer toujours et quand même serait assurément une faute, mais temporiser indéfiniment en est une plus grande peut-être.

Nous venons de montrer que si la lithiase biliaire peut exister et évoluer sans grands troubles, elle peut déterminer des accidents dont la gravité est incontestable; nous n'avons pas à dessein noirci le tableau, ces accidents sont relativement fréquents et souvent ils évoluent trop rapidement pour qu'une intervention puisse être utile, ou bien ils laissent après eux des lésions telles qu'on ne peut y remédier par aucun traitement.

Il faut donc bien se persuader que, si les lithiasiques biliaires sont des malades médicaux tout comme les calculeux urinaires, ils rentrent à une certaine période dans le domaine chirurgical, et comme en médecine mieux vaut prévenir que guérir, ces malades ne devront pas être confiés trop tard au chirurgien. D'ailleurs, l'extension qu'a prise la chirurgie des voies biliaires dans ces dix dernières années, les résultats qu'elle a donnés sont les meilleures preuves de l'utilité d'une intervention précoce dans nombre de cas.

CHAPITRE II

TRAITEMENT DE LA LITHIASE BILIAIRE ET DE SES ACCIDENTS

Quels sont les moyens capables d'éviter les divers accidents que nous avons énumérés ou de les traiter lorsqu'ils surviennent ? Ils sont de deux ordres : les uns *médicaux* ont pour but, en traitant la lithiase biliaire constituée, de prévenir l'apparition des complications; les autres *chirurgicaux* sont dirigés contre ces complications. Nous allons les étudier successivement, car nous sommes persuadés que le traitement médical bien établi et régulièrement suivi peut, sinon guérir, du moins améliorer nombre de malades.

I. — Traitement médical.

Il a été étudié par M. Gilbert et ses élèves dans une série de travaux auxquels nous ne pouvons mieux faire que de nous reporter.

La conception de la théorie infectieuse de la lithiase biliaire a amené M. Gilbert à considérer cette affection comme faisant partie de la *famille biliaire* dont le type le plus récent est la *cholémie simple familiale* qu'il a étudié avec Lereboullet. Ils s'expriment ainsi dans une récente communication à la Société médicale des hôpitaux : « L'association de la cholémie familiale et de la lithiase biliaire est des plus fréquente, le teint bilieux si fréquemment noté chez les lithiasiques, en dehors de leurs crises, n'est autre, en effet, que celui que nous avons décrit comme propre à la cholémie familiale. Les différents troubles considérés comme secondaires à la lithiase (neurasthénie, dyspepsie, hémorrhagies, etc.) ne sont autres que les manifestations que nous avons montré être sous la dépendance de la cholémie familiale. Une bonne partie de la symptomatologie de la lithiase est donc attribuable à la cholémie familiale, et chaque fois que, dans des cas de cette nature, nous avons recherché la cholémie, nous l'avons retrouvée. Tout ne se borne donc pas, dans la lithiase, à l'affection vésiculaire, et l'infection originelle, loin de limiter ses effets à la vésicule, agit également sur les conduits biliaires intra-hépatiques. La production des calculs, accident épisodique, n'est, jusqu'à un certain point, que l'effet de la réaction de défense de la paroi vésiculaire annihilant ainsi les germes qui ont provoqué la cholécystite catarrhale. Aussi est-ce moins la lithiase vésiculaire, susceptible seulement de produire des accidents mécaniques, que la lésion profonde des voies biliaires intra-hépatiques, qui est la véritable maladie. Celle-ci reste bénigne tant que l'organisme est bien portant, mais elle est susceptible, chez les sujets âgés ou dont les moyens de défense sont affaiblis, de se compliquer d'angiocholite pyogène rapidement mortelle. On conçoit dès lors que parfois l'intervention chirurgicale dirigée contre les seuls calculs soit insuffisante, et que, si le traitement n'est pas continué après l'opération, les symptômes communément attribués à la lithiase reparaissent. Nous avons été témoins de plusieurs faits de cet ordre. Dans la lithiase biliaire, c'est donc souvent tout à la fois à la lésion biliaire intra-hépatique et à la lésion vésiculaire que doit viser le traitement. »

Dans un rapport au Congrès de 1900, MM. Gilbert et L. Fournier après avoir rappelé la conception moderne de la lithiase biliaire en étudient la prophylaxie et le traitement médical.

Prophylaxie de la lithiase biliaire. — Les conditions dans lesquelles se produit cette affection expliquent la possibilité de s'opposer, dans un certain nombre de cas, à son développement.

Les prédisposés à la lithiase devront s'astreindre à observer rigoureusement certaines précautions hygiéniques : ils devront prendre leurs repas à des heures régulières, éviter les aliments indigestes, les boissons alcooliques, tout ce qui est susceptible de déterminer du catarrhe des voies digestives ; ces précautions ont pour but les unes de s'opposer à la stagnation de la bile, les autres de maintenir la régularité des fonctions digestives dont les troubles favorisent l'infection ascendante des voies biliaires.

Pour s'opposer à la stase biliaire, les malades devront éviter l'usage des vêtements capables de gêner le fonctionnement des organes abdominaux et de comprimer la partie inférieure du thorax ; ils devront également ne pas négliger les exercices physiques modérés.

Dans certains cas, enfin, il sera bon d'ajouter à ces précautions hygiéniques des moyens thérapeutiques qui ont également pour but de s'opposer à la stase biliaire et à l'infection ascendante, ou même de lutter contre elles si elles se sont déjà réalisées. Dans tous les états où se trouvent réunies les conditions essentielles de la lithiase biliaire, (grossesse, allaitement, maladies infectieuses, etc.), il sera bon d'administrer des alcalins qui, par leur action fluidifiante du mucus biliaire, pourront être très utiles. Certains cholagogues et antiseptiques biliaires seront également indiqués. Les massages abdominaux et surtout les massages de la région vésiculaire, les grands lavages froids de l'intestin, en favorisant les fonctions intestinales et en réveillant les contractions des voies biliaires, pourront également rendre de grands services.

Traitement médical de la lithiase réalisée. — La thérapeutique médicale ne peut amener une guérison complète de la lithiase biliaire ; ses moyens sont assez précaires d'ailleurs et leur mode d'action encore peu connu ; néanmoins, s'ils ne peuvent guérir, ils peuvent amener des améliorations notables.

Le médecin doit lutter : d'une part contre le processus lithogène, c'est-à-dire contre l'angiocholécystite catarrhale infectieuse, d'autre part contre les cholélithes résultant de ce processus.

On sait qu'après expulsion des calculs, la lithiase peut guérir ; c'est le résultat que se propose la *médication cholagogue* ; mais, lorsque les calculs ne peuvent être expulsés à cause de leur volume ou de leur consistance, on a songé à les dissoudre, à les fragmenter ; c'est le but de la *médication litholytique*.

De nombreuses substances ont eu la réputation de cholagogues, malheureusement, leur action semble bien faible, sinon nulle, sur la fonction biligénique. La bile seule mérite ce nom de cholagogue, et, comme le dit M. Gilbert, elle est le cholagogue naturel, comme l'urée est le diurétique physiologique. Les autres cholagogues (salicylate de soude, térébenthine, benzoate de soude, chlorate de potasse, evonymine, boldo, pilocarpine, podophyllin, etc.) sont peu puissants. Certains purgatifs, aloès, rhubarbe, sulfate de soude et eaux minérales sulfatées sodiques, jalap, huile de croton, semblent exercer aussi une action cholagogue.

L'huile d'olive, la glycérine n'ont aucune action sur la sécrétion biliaire; mais il faut placer, à côté des cholagogues qui ont une action sur la sécrétion, les cholagogues d'excrétion, qui provoquent des contractions de l'appareil excréteur de la bile; certaines substances purgatives, les lavements froids, le massage agissent de cette façon.

Toutes les substances et tous les moyens cholagènes ou cholagogues sont bien inférieurs dans ces effets mêmes à l'alimentation ordinaire et aux repas.

D'ailleurs, on peut se demander si leurs propriétés sur les voies biliaires normales ne sont pas amoindries lorsqu'il y a angiocholite ou obstruction biliaire. C'est pourquoi leur efficacité est des plus douteuses dans les lithiases anciennes, où il n'en faut pas attendre de grands effets.

L'action cholagogue du bicarbonate de soude est très faible; cependant, les eaux bicarbonatées sodiques du type des eaux de Vichy ont une grande importance dans la cure de la lithiase biliaire; leur efficacité n'est pas douteuse, mais leur mode d'action encore peu connu. Les cures hydro-minérales peuvent-elles amener des guérisons définitives? c'est possible, mais la démonstration matérielle fait défaut; en tout cas, elles sont souvent insuffisantes, témoin le nombre de lithiasiques qui, malgré des cures répétées, sont obligés, pour guérir, d'en arriver à une intervention chirurgicale.

La médication litholytique, en faveur un instant, sous forme du remède de Durande (éther et térébenthine), n'est plus employée.

La guérison de l'angiocholécystite lithogène nécessite, outre l'expulsion des calculs et le rétablissement de l'écoulement normal de la bile, les cures hydro-minérales et l'administration d'antiseptiques biliaires tels que le salicylate de soude, le salol, etc. ; mais il est évident que leur rôle antiseptique est beaucoup trop faible pour qu'on en puisse attendre la désinfection complète des voies biliaires; l'hygiène et le régime alimentaire ont certainement beaucoup plus d'importance.

Dans la forme de colique hépatique, que Gilbert et L. Fournier ont appelée *colique vésiculaire* et qui doit ses caractères particuliers au volume des calculs qui ne peuvent migrer, les cures hydrominérales, telles que Vichy, loin d'améliorer les malades, suscitent crise sur crise et les obligent à interrompre la cure. Les cholagogues et les litholytiques ne donnent pas de meilleurs résultats. Ce sont ces malades qui, ne retirant aucun bénéfice du traitement médical, sont justiciables d'une intervention chirurgicale.

D'après M. Gilbert, dans de nombreux cas, l'intervention peut être évitée. Pour cela, il faut non se proposer d'expulser les calculs ou de les dissoudre, mais de rendre la *vésicule tolérante pour les calculs*. C'est d'ailleurs selon ce mode que les lithiasiques guérissent presque toujours. Ce visant, on ne fait donc que suivre la voie indiquée par la nature.

Pour parvenir à ce résultat, M. Gilbert conseille de condamner ces malades au repos et à un régime alimentaire spécial qu'il a institué contre la cholémie familiale et appliqué chez divers malades appartenant à la famille biliaire. En ayant obtenu de bons résultats, il y attache une très grande importance. Nous le reproduisons tel qu'il l'a formulé.

Premier régime. — Le malade se nourrira *exclusivement* de lait écrémé. Il en prendra de 2 litres et quart à 3 litres dans les vingt-quatre heures. Il le prendra par petites fractions souvent répétées et par tasse à thé. Il l'additionnera d'une cuillerée à café d'eau de chaux officinale.

Il aura recours chaque jour à un lavement évacuateur ou à un lavage intestinal. Il s'abstiendra en tout cas de tout laxatif à prendre par la bouche. Il gardera un repos absolu ou presque absolu au lit ou sur la chaise longue. Ce régime sera, en moyenne, suivi pendant deux semaines.

Deuxième régime. — Le malade fera quatre repas par jour : 8 heures, 11 heures, 5 heures, 8 heures.

Au premier et au troisième repas, il prendra un tiers de litre de lait.

Au deuxième et au quatrième repas, il prendra un potage au lait ou une bouillie au lait d'un tiers de litre (semoule, tapioca, vermicelle, farines diverses, sauf farines chocolatées).

Il prendra deux œufs peu cuits préparés sans beurre ni poivre.

Il prendra deux cuillerées à café de confiture en gelée (sauf groseilles) ou deux cuillerées à entremets de fruits cuits privés de leurs enveloppes (pommes, pruneaux, etc.).

Il prendra deux ou trois biscottes de légumine Wœbt et un demi-litre de lait comme boisson. Le lait sera toujours écrémé.

Le malade mettra un quart d'heure pour les petits repas, une heure pour les grands. Il demeurera allongé pendant une heure après chacun des petits repas, pendant deux heures après le deuxième repas et se couchera immédiatement après le quatrième.

Le malade aura exclusivement recours à des lavements s'il est nécessaire. Il suivra ce régime pendant deux semaines.

Troisième régime. — Le malade fera trois repas par jour : 8 heures, midi, 7 heures et demie. Il se nourrira avec des aliments choisis entre les suivants :

Viandes blanches : veau, agneau, poulet, dinde, lapin.

Poissons légers : sole, merlan, turbot, barbue.

Lait. Fromages frais.

Légumes cuits (sauf choux, truffes, champignons, oseille, tomates).

Potages maigres.

Fruits cuits, confitures, gâteaux secs.

Il mangera peu de pain et seulement de la croûte.

Il boira de l'eau simple, du lait ou des infusions diverses. Pendant les premiers temps de ce troisième régime, le malade gardera encore le repos, s'il est possible, après les repas.

Il aura toujours exclusivement recours aux lavements, s'il est nécessaire.

Ce dernier régime sera longtemps continué.

Il n'est pas douteux que le traitement médical de la lithiase biliaire, bien compris et bien institué par le médecin, rigoureusement suivi par le malade, amènera, sinon des guérisons complètes et définitives, au moins des améliorations considérables ; il aura surtout pour effet d'éviter l'évolution de la lithiase vers les complications que nous avons précédemment énumérées.

Mais, il faut compter avec certains malades qui ne veulent pas se soumettre à un traitement long et astreignant, à un régime sévère, avec ceux qui ne le peuvent pas, avec d'autres enfin qui, en dépit du traitement le mieux dirigé, continuent à souffrir.

Ce sont ces trois catégories de malades qui sont susceptibles de devenir, un moment donné, des malades chirurgicaux, et nous avons été étonné, en lisant les divers travaux sur la chirurgie des voies biliaires, de voir le nombre de malades opérés chaque année. Le champ d'action du chirurgien dans la lithiase biliaire est vaste en réalité et les bons résultats obtenus ne sont pas, croyons-nous, pour le restreindre.

II. — Traitement chirurgical.

Pendant très longtemps on est resté impuissant contre les divers accidents de la lithiase, auxquels on n'avait à opposer que les ressources de la thérapeutique médicale souvent insuffisantes. La chirurgie des voies biliaires date de vingt ans à peine et n'est guère entrée en faveur auprès des chirurgiens français que depuis 1890 après quelques opérations de Péan, Terrier, Michaux.

Depuis cette époque, on s'est adressé à de nombreuses opérations pour la cure de la lithiase compliquée. On les a en effet multipliées comme à plaisir, en leur donnant des noms compliqués ; un certain nombre de ces opérations n'ont d'histoire que quelques recherches faites sur le cadavre et n'ont jamais eu aucune application thérapeutique. Cette complexité n'était pas faite pour encourager les chirurgiens non encore familiarisés ; heureusement qu'ils ne tardèrent pas à distinguer entre les opérations *possibles* et les opérations *pratiques* sur l'appareil biliaire, pour ne retenir que ces dernières ; et encore les discussions furent-elles vives et nombreuses. L'accord n'est d'ailleurs pas encore fait ; cependant les opérations employées actuellement d'une façon courante pour la cure de la lithiase biliaire se réduisent aux suivantes :

La cholécystotomie ;

La cholécystostomie ;

La cholécystectomie ;

Le cholédocotomie ;

La cholécystentérostomie a vu ses indications diminuer de jour en jour, à cause des dangers d'infection des voies biliaires auxquels elle expose ; ce n'est plus guère qu'une opération palliative, une opération de nécessité, dans les obstructions non lithiasiques du cholédoque.

Ajoutons certaines manœuvres d'exploration qui ne sont pas des opérations proprement dites, telles que l'*exploration digitale des voies biliaires* et surtout du cholédoque, le *cathétérisme des voies biliaires*, le broiement des calculs à travers leurs parois ; toutes manœuvres qui peuvent rendre des services au cours des interventions précédentes.

Cholécystotomie. — C'est l'ouverture de la vésicule biliaire; elle peut être suivie de drainage ou plus rarement de suture de la vésicule. La *cholécystotomie idéale*, encore appelée *cholécystendyse*, consiste à ouvrir la vésicule, à en extraire les calculs, puis à suturer l'incision et à rentrer la vésicule dans l'abdomen qu'on referme. C'est une opération d'exception de l'aveu même de ses partisans, Roux, Schwartz, Jacomet; elle nécessite pour être possible l'intégrité des parois de la vésicule, l'asepsie des voies biliaires, la perméabilité du cystique et du cholédoque, c'est-à-dire des conditions qu'on trouve rarement en pratique.

Cette opération simple donne d'ailleurs des guérisons rapides, sans fistules et sans adhérences douloureuses consécutives.

Malheureusement, elle a des inconvénients graves; elle laisse les malades à la merci d'un point de suture, et, quelque soin qu'on apporte à la suture, est-on jamais sûr que la pression biliaire ne la fera pas céder? et alors il se produira un épanchement de bile dans le péritoine.

La perméabilité des voies biliaires n'est pas des plus faciles à établir lorsque la vésicule est en place et simplement incisée, soit au moyen de l'exploration digitale, soit au moyen du cathétérisme. L'expression de la vésicule avant son ouverture pourra renseigner sur la perméabilité du cystique.

De plus, la cholécystotomie idéale est une opération *incomplète* puisqu'elle laisse la vésicule, centre de formation des calculs, et expose par conséquent à des récidives. Elle est contre-indiquée, cela va sans dire, lorsqu'il y a infection secondaire des voies biliaires.

Ce sont ces différentes raisons qui ont fait dire à Kehr: « la cholécystendyse a vécu » et qui l'ont fait abandonner de la plupart des chirurgiens. Jacomet l'a défendue dans sa thèse tout en reconnaissant que ses indications sont exceptionnelles. Nous admettons volontiers que, faite dans les conditions indiquées, la cholécystendyse est une opération qui donnera de bons résultats (réserve faite pour les récidives), mais malheureusement ces cas sont extrêmement rares, et dans les observations que nous avons recueillies ainsi que dans celles que M. Routier a mises à notre disposition, il n'en est pas une où cette opération eût été possible.

Nous l'admettons donc à titre d'opération rare, souhaitant que les lithiasiques arrivent plus tôt au chirurgien, et avec Roux nous sommes persuadés que « la cholécystotomie idéale gagnera du chemin à mesure qu'on s'habituera à opérer de bonne heure les cas que l'incertitude n'obligera plus à laisser mûrir ».

La *cholécystotomie simple* ou *taille de la vésicule* consiste à ouvrir celle-ci, à la débarrasser de son contenu et à la drainer sans la suturer à la paroi ; c'est une opération de nécessité indiquée dans les cas où la vésicule biliaire est très petite, très adhérente, très altérée et ne peut être ni extirpée ni fixée à la paroi.

C'est d'ailleurs dans ces cas une très bonne opération ainsi que le faisait remarquer M. Routier à la Société de Chirurgie en 1896. « Quand je dis que j'ai fait la cholécystotomie, il faut le prendre au pied de la lettre, c'est-à-dire que j'ai fait tout simplement la taille de la vésicule, pour la vider de son contenu, bile ou calculs. L'aurais-je voulu, je n'aurais jamais pu, vu l'état de friabilité des parois de ces vésicules, les coudre à la paroi abdominale ; dans plusieurs cas, j'ai dû chercher la vésicule cachée par le côlon, par un lipome, par des adhérences, elle était alors si rétractée qu'il eût été impossible de l'amener au contact de la paroi. J'ai donc simplement ouvert ces vésicules, j'ai mis un drain dans leur cavité nettoyée, puis, étalant au-dessous une mèche de gaze iodoformée, je refermais la plaie du ventre sauf le point par où sortaient le drain et la mèche. Celle-ci était le plus souvent enlevée le quatrième jour et le drain au bout de huit ou dix jours.

« J'ai toujours eu dans tous mes cas de cholécystotomie une fistule biliaire immédiate, mais je dois dire que chez toutes mes malades, ces fistules se sont taries entre treize jours et vingt-huit jours ».

Depuis, M. Routier est resté fidèle à cette pratique réservant ainsi la cholécystotomie aux cas où toute autre opération sur la vésicule est impossible, et il est juste de reconnaître que dans ces cas, assez rares à vrai dire, c'est une opération bénigne qui donne de bons résultats.

Cholécystostomie et cholécystectomie. — La *cholécystostomie* consiste, après avoir ouvert et évacué la vésicule biliaire, à suturer les lèvres de l'incision à la paroi abdominale pour établir une fistule biliaire. Nous parlons, bien entendu, de la cholécystostomie en un temps avec ouverture première, la seule pratique et la plus employée, car la cholécystostomie en deux temps est impossible lorsque l'ouverture est urgente, et dans la cholécystostomie à fixation première on ne peut explorer ni vider facilement la vésicule.

Cette opération, prônée d'une façon trop exclusive par Lawson Tait, a été très longtemps en faveur en Angleterre ; les chirurgiens français s'en sont également faits les défenseurs convaincus, et, lors de la discussion sur la lithiase vésiculaire à la Société de Chirurgie en 1896, nous voyons M. Tuffier n'admettre que cette opération. La même année, dans un excellent travail, M. Lejars, tout en reconnaissant à la cholécystectomie quelques indications, défend la cholécystostomie avec ardeur. Il semble que depuis quelques années les chirurgiens soient devenus plus radicaux, en fait de lithiase vésiculaire ; l'un deux, très autorisé en cette matière, Kehr, après avoir presque proscrit la cholécystectomie, y est revenu et en a obtenu d'ailleurs les résultats les plus encourageants.

A l'heure actuelle, on peut donc dire que dans la grande majorité des cas chirurgicaux, c'est à l'une de ces deux opérations que l'on a recours ; c'est donc entre elles deux que le débat se circonscrit.

La cholécystostomie a des indications absolues, indiscutables ; elle en a de relatives qui lui sont communes avec la cholécystectomie, et souvent c'est affaire d'habitude ou de préférence personnelle qui fait choisir l'une ou l'autre. Il ne doit pas en être ainsi, croyons-nous ; le choix d'une opération doit être dicté par des raisons sérieuses et logiques. La cholécystostomie est l'opération de choix dans les angiocholites et dans les angiocholécystites calculeuses, dans la cholécystite aiguë suppurée ; dans tous ces cas, il y a infection plus ou moins grave des voies biliaires, avec fièvre et phénomènes généraux ; la cholécystostomie opère le drainage des voies biliaires ; détournant momentanément le cours de la bile, elle agit en désinfectant les voies biliaires. Cependant, il faut s'entendre sur l'infection des voies biliaires au point de vue chirurgical, et distinguer l'infection primitive dont les calculs sont fonction, et l'infection secondaire dont les calculs sont une puissante cause d'appel ; c'est seulement dans ce second groupe que la cholécystostomie est indiquée, et nous croyons qu'il est exagéré de dire, comme H. Delagenière, que tout traitement logique de la lithiase biliaire doit tendre d'abord à la désinfection des voies biliaires sans laquelle il n'y a pas de guérison durable. La meil-

leur preuve en est fournie par cet auteur lui-même, qui dit n'avoir
jamais observé de fistules après la cholécystostomie, sans doute
parce qu'il s'est toujours efforcé de rétablir le cours normal de la bile
de bonne heure. Or, dans tous les cas, il a supprimé la fistule biliaire
avant d'avoir obtenu l'asepsie de la bile ; donc les voies biliaires
n'étaient pas désinfectées complètement, et s'il n'y a pas eu d'accidents, c'est que l'infection était légère et bénigne.

De deux choses l'une : ou bien la fistule est le but de l'opération
(c'est le cas dans les angiocholites et cholécystites calculeuses aiguës),
et, dès lors, le chirurgien ne doit pas avoir hâte de voir cette fistule
se fermer ; ou bien, la fistule n'est qu'un pis aller, les voies biliaires
sont peu infectées, on extrait les calculs, on fixe la vésicule à la paroi
tout en souhaitant que la fistule se ferme le plus tôt possible. Si les
indications de la cholécystostomie sont bien établies dans le premier
cas, elles sont singulièrement discutables dans le second, à cause des
fistules qui persistent parfois très longtemps.

La cholécystostomie est encore indiquée quand, après extraction
de calculs de la vésicule et du cystique, il en reste dans le cholédoque
et qu'on ne peut les enlever ; ou bien encore quand il y a doute sur
la perméabilité des voies biliaires profondes. L'imperméabilité du
cholédoque (calculeuse ou autre) est une indication de la cholécystostomie, à moins que l'on ne préfère la cholécystentérostomie, réservée
d'ordinaire aux cas d'obstruction néoplasique du cholédoque. Dans
la lithiase, l'obstruction peut généralement être levée par refoulement ou écrasement du calcul ou par une cholédocotomie.

M. Lejars, dans un intéressant article publié dans la *Revue de Chirurgie* en 1896, défend la cholécystostomie dont il vante les avantages.

C'est une opération simple ; en cela nous sommes parfaitement
d'accord avec lui, tout en faisant quelques restrictions. En effet,
lorsqu'il y a de la péricystite, lorsque la vésicule est petite, profondément cachée et que ses parois sont altérées, cette simplicité
n'est plus qu'une illusion, car il sera au moins aussi difficile d'amener
cette vésicule à la paroi et de l'y suturer que de la libérer et l'extirper.
Et puis, à supposer que cette suture fût possible, n'a-t-on pas à
redouter que les fils coupent la paroi vésiculaire altérée et tiraillée
et que la bile se répande dans l'abdomen.

Elle réalise un drainage prolongé de la vésicule et jusqu'à un certain point de tout le système caniculé de la bile, drainage qui assure l'évacuation secondaire des calculs et la dérivation de la bile infectée. Nous avons dit plus haut que ce drainage n'était pas toujours nécessaire et que dans les cas chroniques on pouvait s'en passer.

La cholécystostomie permet le cathétérisme ultérieur des voies biliaires et les autres moyens locaux propres à rétablir le cours normal de la bile (hydropisie par oblitération du cystique).

Malheureusement nous considérons le cathétérisme fait par une fistule comme un procédé aveugle et dangereux, et pour le cas particulier d'hydropisie vésiculaire, nous croyons qu'il faut extraire les calculs lors de l'intervention soit par taille de la vésicule, soit par cysticotomie, et nous verrons plus loin que, dans ces cas, la cholécystectomie est l'opération de choix. C'est lors de l'intervention d'abord exploratrice que les voies biliaires doivent être explorées, soit par la palpation, soit par le cathétérisme qui, toujours difficile même la vésicule ouverte, sera le plus souvent impossible par une fistule.

Enfin, la cholécystostomie « réserve l'avenir » et assure en conservant la vésicule la possibilité d'une dérivation ultérieure cutanée, intestinale ou stomacale qui préviendrait la cholémie. De fait, une obstruction du cholédoque à la suite d'une cholécystectomie créerait une situation complexe et la nécessité d'interventions souvent graves. C'est là une hypothèse qui ne s'est pas réalisée souvent comme nous le verrons à propos des récidives, et même se réaliserait-elle, soit qu'un calcul ait été laissé dans le cholédoque, soit qu'il y soit arrivé après l'opération, n'aura-t-on pas la cholédocotomie pour parer aux accidents; nous admettons qu'elle sera difficile alors, elle sera possible cependant ainsi que le prouvent deux observations de Kehr et Terrier (obs. 70 et 89), dans lesquelles il y eut récidive d'un calcul du cholédoque après une cholécystectomie; la cholédocotomie fut faite ultérieurement et les malades guérirent parfaitement.

M. Lejars termine en disant que la cholécystostomie présente de tels avantages de simplicité opératoire et d'efficacité thérapeutique qu'elle doit être tenue, à l'heure actuelle (1896), pour l'opération de choix dans la lithiase vésiculaire; c'est également l'avis de M. Tuffier.

Voyons si la cholécystostomie a gardé depuis cette suprématie que lui reconnaissaient deux chirurgiens autorisés.

On est un peu revenu sur les jugements sévères portés contre la cholécystectomie, et à la suite des travaux de Terrier, Calot, Michaux, Routier, Schwartz et d'autres, et en Allemagne à la suite des derniers travaux de Kehr, la cholécystostomie a perdu du terrain. D'ailleurs, les avantages qu'on lui reconnaissait sont discutables.

Sa simplicité opératoire n'est pas certaine, car, dans toute intervention sur les voies biliaires, il faut rechercher la vésicule, l'explorer ainsi que le cystique et le cholédoque, l'ouvrir pour la débarrasser de son contenu, toutes manœuvres qui sont communes à la cholécystostomie et à la cholécystectomie ; rechercher la vésicule, l'amener à la paroi et l'y suturer avant ou après l'avoir ouverte serait une opération fort incomplète.

Admettons que l'extirpation de la vésicule soit un peu plus difficile, surtout quand il y a des adhérences, mais elle permet d'explorer plus complètement les voies biliaires; c'est en plus une opération radicale, alors que la cholécystostomie est une opération palliative.

Quant à la bénignité, elle est à peu près égale dans les deux cas; nous ne voulons pas apporter pour le démontrer des statistiques, cela a déjà été fait; constatons simplement que le chiffre de la mortalité est sensiblement le même.

En dehors des cas d'infection secondaire localisée à la vésicule ou étendue à l'arbre biliaire, les indications de la cholécystostomie sont devenues plus restreintes.

En effet, dans la cholécystite calculeuse chronique avec altération des parois de la vésicule et du cystique, calculs oblitérant le col ou le cystique, nous la croyons contre-indiquée ; la vésicule altérée est un organe inutile, dangereux, pourquoi le laisser ? N'est-il pas plus logique de l'extirper. Dans les cas où cette ablation ne peut être faite à cause des adhérences, de la friabilité des parois, la cholécystostomie n'est guère plus facile, et c'est à la cholécystotomie simple qu'il faut recourir. Il faut reconnaître d'ailleurs que, dans la majorité des cas chirurgicaux, la vésicule est altérée, souvent très profondément, et doit être enlevée autant que possible. Comme l'a montré Gibson, suturer la vésicule à la paroi est s'exposer à des récidives de cholécystite qui peuvent nécessiter une nouvelle opération.

De grands reproches ont été faits à la cholécystostomie : la persistance d'une fistule biliaire ou muco purulente, la formation d'adhérences douloureuses, nécessitant souvent une intervention nouvelle ; de plus, elle n'est pas une opération radicale, et la fistule une fois fermée, de nouveaux calculs peuvent se former dans la vésicule.

L'existence d'une fistule biliaire persistante ou très longue à guérir est un gros argument contre la cholécystostomie ; on a dit que cet accident n'était pas fréquent, M. Tuffier ne l'avait pas observé en 1896, mais tous les chirurgiens n'ont pas été aussi heureux. M. Monod, dans trois cas, a eu deux fistules qui ont nécessité une opération complémentaire ; dans les faits rapportés dans la thèse de Morin, dans 20 cas sur 46 cholécystostomie, il y a eu à compter avec la fistule. Dans les observations que nous avons réunies, nous voyons que ces fistules ont fréquemment nécessité une cholécystectomie secondaire.

L'occlusion de ces fistules demande parfois des mois, des années, la fistule se fermant pour se rouvrir ; c'est pour les malades une infirmité qui peut à la longue entraîner des troubles digestifs et généraux graves. Les fistules biliaires persistantes sont dues à l'obstruction des voies biliaires profondes (cholédoque) ou à des lésions anatomiques de ces voies, à la sténose post-opératoire du cholédoque.

Les fistules muco-purulentes indiquent qu'il reste une vésicule à parois altérées, avec oblitération du cystique ; ces fistules se ferment parfois, mais s'ouvrent de nouveau laissant couler un peu de liquide muco-purulent. Elles sont moins graves que les précédentes.

Enfin, ces fistules persistantes peuvent être le point de départ d'une infection des voies biliaires, malgré les précautions prises lors des pansements ; on ne laisse pas impunément les voies biliaires profondes communiquer avec l'extérieur par une fistule, il y a là un danger réel sur lequel on n'a peut-être pas assez insisté. Et lorsque la cholécystostomie a été faite sans infection grave des voies biliaires, il peut arriver qu'elle engendre cette infection contre laquelle elle est destinée à lutter.

Tous ces dangers et ennuis des fistules consécutives à la cholécystostomie nécessitent, dans un grand nombre de cas, une intervention secondaire, fermeture de la fistule qui échoue souvent, abouchement de la vésicule dans l'intestin, cholécystectomie secondaire ; cette dernière opération est la plus radicale, elle donne d'excellents résultats ainsi qu'on peut s'en convaincre à la lecture de nos observations.

Mais toutes ces opérations sont difficiles alors à cause des adhérences, et l'on doit se demander si, dans un certain nombre de cas, il n'eût pas été plus logique de supprimer d'emblée la vésicule malade.

Mais il est des fistules nécessaires, ce sont celles qu'on crée pour parer à des accidents graves d'angiocholécystite aiguë. Quand devra-t-on fermer ces fistules ou faire une cholécystectomie? On a dit qu'il fallait attendre que les microbes aient disparu de la bile ; d'autre part, nous avons vu que Delagenière conseille de ne jamais attendre aussi longtemps et qu'il ferme ses fistules avant la disparition des microbes, et ceci avec de bons résultats. La question est délicate et souvent difficile à résoudre, car les microbes peuvent persister très longtemps, mais n'être pas très virulents et même ne plus cultiver un moment donné ; on sera donc très circonspect dans ce cas, et mieux vaudra attendre un peu plus longtemps que de s'exposer à des accidents graves.

Les adhérences douloureuses consécutives à la cholécystostomie sont très fréquentes et, dans toutes les observations de cholécystectomie secondaire pour fistules ou douleurs, elles sont notées comme ayant rendu l'opération très difficile.

Ces adhérences sont parfois tellement pénibles que les malades disent souffrir plus qu'avant l'opération ; elles peuvent empêcher le malade de travailler et faire croire à de nouvelles crises de coliques hépatiques. Elles s'expliquent d'ailleurs facilement par l'union d'un organe contractile la vésicule, à la paroi abdominale mobile, d'où tiraillements douloureux incessants qui obligent à une nouvelle intervention, libération des adhérences ou cholécystectomie.

Nous en avons observé un cas typique dans le service de M. Routier (obs. 103). Il s'agissait d'un infirmier cholécystostomisé pour des accidents lithiasiques et qui, quelques mois après, sa fistule étant fermée, commença à souffrir dans la région vésiculaire ; ces douleurs devinrent constantes et tellement intenses que l'on crut un moment à la simulation, le malade étant devenu morphinomane. La laparotomie montra qu'il s'agissait d'adhérences, et la cholécystectomie guérit le malade.

Dernier argument, la cholécystostomie n'est pas une opération radicale et, comme le dit Michaux, « la lithiase étant toujours primitivement vésiculaire, se borner à ouvrir la vésicule, c'est ou bien laisser persister un foyer inflammatoire mal éteint, ou bien conserver un réservoir capable de reproduire des calculs, ou enfin s'exposer à un écoulement bilieux persistant pendant un temps plus ou moins long ».

Au contraire, comme l'a dit Langenbuch, en supprimant la vésicule, on supprime du même coup le mal et son siège de production, les pierres et la carrière.

Nous croyons avoir montré qu'on avait beaucoup exagéré les avantages de la cholécystostomie sur la cholécystectomie en dehors des cas d'infection des voies biliaires (où elle est la seule indiquée). En dehors de ces cas, ses indications sont devenues moins nombreuses, et ceci en faveur de la cholécystectomie qui est sensiblement aussi facile, qui est plus radicale et donne d'aussi bons résultats sans fistules ni adhérences. D'ailleurs, lorsque cette dernière n'est pas possible, la cholécystostomie ne l'est guère plus, et nous avons vu qu'il fallait alors avoir recours à l'ouverture simple de la vésicule avec drainage.

Comme le dit Jacomet, « la cholécystostomie est une opération qui nous apparaît à peu près comparable à l'anus artificiel ; c'est évidemment un pis aller thérapeutique. Dans une occlusion intestinale, lorsqu'on est obligé d'intervenir d'urgence sur un malade déjà affaibli et intoxiqué par les produits de rétention, il est bon de parer aux accidents les plus pressés, c'est-à-dire d'assurer l'évacuation des matières le plus tôt et le plus simplement possible. On s'exposerait à de gros dangers et peut-être à la mort du malade en essayant alors la cure radicale de son obstruction intestinale. La cholécystostomie doit, à notre avis, être réservée aux cas d'urgence ; c'est un excellent moyen de parer aux accidents les plus pressants qui peuvent accompagner ou compliquer la lithiase biliaire. Faire la cholécystostomie en présence d'une obstruction calculeuse du cholédoque, c'est se déclarer impuissant à lever l'obstacle ; à notre avis, on ne doit la faire qu'après avoir renoncé à la cholédocotomie, soit parce que cette dernière est opératoirement très dangereuse du fait des conditions spéciales dans lesquelles elle se présente, ou bien parce qu'une complication telle que l'angiocholite est venue se greffer sur l'existence du calcul. Qui dit cholécystostomie dit drainage, et qui dit drainage dit infection. C'est là une formule qui n'a plus besoin d'être démontrée aujourd'hui. Lors qu'on pratique la cholécystostomie, on doit avoir l'excuse d'y être obligé. L'infection, l'obstruction incurable des voies biliaires profondes, cancer, calcul impossible à enlever, compression des voies biliaires, telles sont les véritables indications de la cholécystostomie. C'est une opération palliative. Elle doit perdre en partie la place prépondérante qu'elle a dans la chirurgie biliaire pour la céder à la cholécystectomie, à la cholédocotomie, à la cholécystectomie idéale, etc. Celles-ci sont, en effet, des opérations curatives logiques. Elles sont souvent difficiles à exécuter, il est vrai, mais une entérectomie est également une opération délicate, et on n'a pas songé à en diminuer la valeur sous le prétexte que l'anus contre nature était une intervention simple et facile ».

Si la *cholécystectomie* est plus radicale que la cholécystostomie dans la cure de la lithiase biliaire sans infection secondaire, on lui a fait un certain nombre d'objections que nous ne devons pas passer sous silence. Nous avons vu ce qu'il fallait penser de sa difficulté opératoire et de sa gravité ; mais on lui a reproché d'exposer à certains accidents qui ont été observés : les hémorrhagies, la péritonite, l'écoulement de la bile.

L'hémorrhagie a été observée, dans quelques cas même elle a déterminé la mort. Elle peut provenir du foie et alors nous verrons qu'on peut l'éviter en ayant soin de libérer la vésicule sans entamer le parenchyme hépatique ; si on ne peut l'éviter dans certains cas on peut s'en rendre maître, soit par le tamponnement, soit au besoin par une suture du foie. L'hémorrhagie provenant de l'artère cystique est plus grave ; nous croyons que dans une opération régulière et bien menée elle peut être évitée, on la lie soit séparément, soit avec le canal cystique. S'il arrive de la sectionner, on peut généralement la pincer, mais ce n'est pas toujours facile.

Peut-être faut-il tenir compte, dans les cas où des hémorrhagies graves se sont produites, de la prédisposition des hépatiques aux hémorrhagies.

La péritonite n'est plus guère à redouter aujourd'hui si l'on garnit bien son champ opératoire, se souvenant que tout lithiasique est un infecté des voies biliaires ; d'ailleurs l'inoculation du péritoine peut se produire aussi bien pendant les manœuvres de la cholécystectomie que pendant celles de la cholécystostomie. Quant à la péritonite secondaire à l'écoulement de bile dans le péritoine, c'est une complication que l'on doit éviter si l'on a soin de bien séparer le foyer de cavité péritonéale et de drainer. C'est pourquoi nous rejetons la cholécystectomie dite idéale, avec fermeture de l'abdomen, car fréquemment la ligature placée sur le cystique cède, soit par section des parois altérées, soit à cause de la pression biliaire. Il est aussi simple et plus sûr de laisser un drain et une mèche qu'on pourra retirer après 48 heures.

Cet écoulement de bile après la cholécystectomie est assez fréquent ; dans certains cas, il faut s'en louer ainsi qu'en témoigne l'observation rapportée par M. Terrier (obs. 55), dans laquelle une cholécystectomisée fit des accidents fébriles, avec ictère et mauvais état général ; ces accidents cessèrent le 11e jour lorsque le pédicule céda et que la bile put s'écouler librement.

Dans les cas où la cholécystectomie a été faite avec des indications précises, cet écoulement n'a aucune importance ; il survient soit dans les deux premiers jours qui suivent l'opération et il peut être très abondant, ou bien quelques jours plus tard, mais plus rarement. Il tarit rapidement et au bout de 8, 10, 15 jours rarement plus, il n'en est plus question, sinon il faudra songer à un obstacle du cholédoque. En tout cas, on n'observe jamais de fistule persistante après la cholécystectomie. Un point important, c'est qu'il ne faut pas laisser trop longtemps drains et mèches qui empêchent le foyer de se combler ; nous avons remarqué que, dès l'ablation du drain, l'écoulement très abondant jusque-là diminue rapidement et disparaît au bout d'un ou deux jours et nous nous sommes demandé dans plusieurs cas si nous n'avions pas, par excès de prudence, laissé le drain quelques jours de trop.

De la *cholédocotomie*, nous ne dirons qu'un mot : elle consiste à inciser le cholédoque pour en extraire les calculs ; c'est une excellente opération qui peut être combinée fréquemment à la cholécystectomie. Fréquemment, comme nous le montrerons plus loin, elle peut être évitée si l'on peut ramener le calcul dans la vésicule, par l'incision prolongée des voies biliaires.

DEUXIÈME PARTIE

CHAPITRE PREMIER

INDICATIONS DE LA CHOLÉCYSTECTOMIE

Après cet examen critique des diverses opérations pratiquées contre les accidents lithiasiques, nous allons pouvoir plus facilement préciser les indications de la cholécystectomie, qui sont devenues plus nombreuses depuis quelques années. Elle a retrouvé faveur auprès de beaucoup de chirurgiens qui pendant longtemps ne l'avaient admise qu'à titre exceptionnel et même auprès de quelques-uns qui l'avaient sévèrement critiquée ou même proscrite. Kehr en particulier, dont l'expérience en chirurgie biliaire est admise par tous, la pratique couramment et en dit le plus grand bien, alors qu'auparavant il était un fervent de la cholécystostomie.

Les indications de l'ablation de la vésicule sont assez difficiles à établir, attendu qu'en chirurgie biliaire très souvent le tableau clinique décidera non pas telle ou telle opération, mais une *laparotomie exploratrice*, et ce n'est qu'après avoir constaté l'état des voies biliaires accessoires et principales qu'on se décidera pour l'opération de choix. Il faudra donc se baser sur les symptômes observés, voir ce qu'ils traduisent dans la majorité des cas, décider une intervention exploratrice et au cours de celle-ci pratiquer l'opération la meilleure. Nous allons donc examiner les conditions dans lesquelles on sera amené à pratiquer l'extirpation de la vésicule biliaire :

1° Dans la lithiase de la vésicule et du cystique ;

2° Dans la lithiase des canaux biliaires (surtout cholédoque) ;

3° Dans les fistules spontanées ou consécutives à la cholécystostomie.

I. — Dans la lithiase de la vésicule et du cystique.

Il est actuellement bien établi que la lithiase vésiculaire a une existence clinique à part, se traduisant par des phénomènes variables suivant le nombre et le volume des calculs, les altérations de la vésicule, sa tolérance, l'occlusion du canal cystique, les adhérences périvésiculaires. Mais on ne peut séparer la lithiase de la vésicule de celle du cystique dans lequel des calculs sont souvent engagés plus ou moins. Il est très rare en effet dans les cas relevant de la chirurgie, que le cystique soit libre lorsque la vésicule est altérée et remplie de calculs ; presque toujours des calculs plus volumineux siègent au niveau du col et à l'origine du cystique arrêtés à ce niveau par leur volume trop considérable.

En dehors des cas aigus d'angiocholécystite calculeuse que nous laissons de côté et qui nécessitent une intervention d'urgence, les malades atteints de lithiase vésiculaire se présentent sous des aspects tellement différents qu'il est impossible d'étiqueter chaque état et de diviser en groupes les divers accidents de la lithiase vésiculaire ; ce serait une division factice et partant peu clinique.

Si nous restons dans le domaine de la clinique, nous voyons que les malades arrivent au chirurgien, soit pour des *phénomènes douloureux* qui se présentent sous diverses formes, soit pour une *tumeur* de l'hypochondre droit avec ou sans douleur.

Souvent s'y ajoutent des troubles de l'état général, des phénomènes dyspeptiques, de l'amaigrissement et dans certains cas un peu d'ictère ou de subictère.

Tels sont les divers symptômes devant lesquels se pose le problème de l'intervention chirurgicale ; nous allons tâcher de voir à quoi répondent ces symptômes, les lésions qu'ils traduisent, et les indications qu'ils comportent.

1° **Phénomènes douloureux.** — Les douleurs les plus nettes se présentent dans la *colique hépatique* ordinaire, banale ; extrêmement violentes, elles surviennent brusquement, quelques heures après le repas, sont accompagnées de nausées, de vomissements d'abord alimentaires, puis bilieux très tenaces. Ces douleurs sont d'une intensité très grande, elles sont parfois atroces, elles arrachent des cris aux malades les plus courageux. Elles siègent dans la région hépatique, plus précisément dans la région vésiculaire, à l'union du bord externe du grand droit avec la dixième côte, avec des irradiations à l'épigastre dans le dos, le membre supérieur, l'épaule droite, la région mammaire; ces irradiations sont ascendantes, rarement descendantes. Dans certains cas, la douleur maxima siège non pas au niveau de la vésicule, mais à l'épigastre.

Ces douleurs ne sont pas continues, elles viennent par crises, par accès que séparent des intervalles de calme; leur durée est très variable, de quelques heures à plusieurs jours, avec rémissions de plus ou moins longue durée. Elles cessent brusquement comme elles sont venues.

Ces douleurs sont typiques et le clinicien ne se trompe pas sur leur origine ; elles traduisent nettement la migration de calculs dans les voies biliaires.

Le diagnostic est donc des plus faciles ; d'ailleurs il est souvent confirmé les jours suivants par l'apparition d'ictère ou de subictère, de pigments biliaires dans les urines, de concrétions dans les selles. L'ictère, cependant, n'existe pas d'une façon constante, il manque même fréquemment.

L'accès de colique hépatique n'est qu'un accident bénin de la lithiase, accident heureux, pourrait-on dire, puisqu'il aboutit à l'expulsion des calculs ; mais d'autres calculs peuvent rester dans la vésicule et le cystique et donner lieu à de nouvelles crises. On voit en effet des malades avec des crises répétées, subintrantes, souffrant terriblement, constamment, car, dans l'intervalle des crises, reste une douleur sourde, un endolorissement de toute la région. L'ictère, même dans ces cas, n'apparaît pas toujours, mais l'état général s'altère, des troubles digestifs surviennent, les malades maigrissent et sont menacés de tous les accidents lithiasiques les plus graves. Leur état est donc très sérieux, la vie leur devient impossible dans ces conditions, et ils sont les premiers à réclamer une intervention, à supplier le chirurgien de faire quelque chose pour eux, découragés qu'ils sont de toutes les thérapeutiques médicamenteuses et hydro-minérales qui ne les ont pas guéris, ni même quelquefois sensiblement améliorés ; la demande de quelques-uns est pressante, à tel point qu'ils menacent d'en arriver au suicide ; témoin la malade de Péan.

Combien de ces malades sont devenus morphinomanes ! la morphine est leur seul soulagement, ils en usent, ils en abusent, joignant ainsi aux accidents lithiasiques une intoxication grave.

La chirurgie peut non seulement soulager mais guérir ces malades, ce que la thérapeutique médicale n'a pu faire, mais à une condition, c'est que les malades n'arrivent pas trop affaiblis, trop déprimés, incapables de supporter une opération. Une laparotomie exploratrice s'impose, et sans retard; elle sera faite dans l'intervalle de deux crises, et ce n'est que le ventre ouvert, après s'être rendu compte de l'état de la vésicule et des voies biliaires, qu'on se décidera pour telle opération. Nous n'hésitons pas à dire que dans ces cas la cholécystectomie est l'opération de choix, parce qu'on trouve le plus souvent une vésicule malade, contenant des calculs en plus ou moins grand nombre, reliée aux organes voisins par des adhérences; le cystique peut aussi contenir des calculs enclavés ou en voie de migration, de même le cholédoque. A moins d'infection sérieuse, il faut débarrasser ces malades de leur vésicule, et on les voit alors revenir rapidement à la santé; ils ne souffrent plus, engraissent et peuvent reprendre leurs occupations ordinaires.

Mais la colique hépatique n'est que l'expression de la migration calculeuse; la présence des calculs dans la vésicule et le cystique peut également donner lieu à des phénomènes douloureux mais moins intenses et très différents suivant qu'il y a altération de la vésicule et adhérences périvésiculaires.

La simple présence des calculs dans la vésicule peut se révéler par une sensation de pesanteur, de tension dans l'hypocondre, et donner lieu à des accès douloureux, à de véritables coliques que Gilbert et L. Fournier ont désignées sous le nom de *colique vésiculaire*.

Ici, il ne s'agit pas de grandes crises espacées et irrégulières, mais d'accès répétés, d'une violence modérée, ou bien d'un véritable état de mal durant plusieurs semaines, avec phases d'accalmie. L'ictère manque et l'on ne trouve pas de calculs dans les selles. A la longue s'éveillent des réactions nerveuses plus accusées que dans la colique franche; chez les prédisposés, on voit apparaître du délire, des accès de somnambulisme et des désordres susceptibles de prendre le pas sur les accidents vésiculaires.

Dans ces cas, la vésicule contient peu de calculs, mais ceux-ci sont trop volumineux pour migrer ; ils font des tentatives qui correspondent aux accès douloureux. Ces coliques vésiculaires sont fréquemment méconnues et les douleurs attribuées à une autre affection.

Anatomiquement, on trouve dans ces formes, de la cholécystite légère, mais la vésicule est peu altérée, elle est encore contractile et essaye en vain de chasser un ou deux gros calculs qu'elle contient. Le traitement médical dont nous avons parlé plus haut réussit souvent dans ces cas ; d'après M. Gilbert, le physisme de la vésicule se transforme sans doute, l'écoulement de la bile, d'intermittent, devenant continu. Dans les cas où le traitement n'amènera pas la guérison, il faudra recourir à une intervention radicale, la cholécystectomie, et nous nous rangeons à l'avis de Broca qui en 1894 écrivait : « Il existe des cas de lithiase limitée à la vésicule, dans lesquels la cholécystectomie est une opération réellement curative pour débarrasser les malades de coliques frustes, sans ictère, qui les rendent incapables de toute vie active ».

Toutes différentes sont les douleurs observées dans les cas d'altérations graves de la vésicule, dans la cholécystite calculouse chronique ; la vésicule est tantôt petite, rétractée sur les calculs, tantôt augmentée de volume ; presque toujours il y a de la péricholécystite. Il s'agit d'infection ancienne de la vésicule, d'une cholécystite aiguë plus ou moins intense passée à l'état chronique ; de temps à autre des phénomènes aigus peuvent se greffer sur cet état chronique. Tantôt ces malades ont dans leurs antécédents des accidents lithiasiques nets, des crises de coliques hépatiques ; souvent on ne les retrouve pas.

Les douleurs observées dans ces cas ont reçu diverses interprétations. M. Letulle « se demande si les coliques frustes ne tiennent pas à l'arrêt des calculs dans les logettes signalées par Hartmann au niveau du bassinet de la vésicule ». D'autres les attribuent à l'arrêt d'un calcul dans le cystique, et d'après Myers, quand il y a un calcul dans ce canal, il y a toujours douleur, avec paroxysmes survenant deux heures après les repas.

Duret, dans une étude sur les *lithiases biliaires latentes*, appelle l'attention sur les cas où il n'y a ni ictère, ni tumeur dans la région vésiculaire, ni le cortège symptomatique ordinaire de la lithiase biliaire et où les douleurs et les troubles généraux sont cependant intenses et conduisent les malades à un état d'adynamie et d'amaigrissement qui les amènent à réclamer une opération.

D'après lui, ces lithiases sont causées le plus souvent par un ou plusieurs calculs ovalaires dans la vésicule hypertrophiée, sans que celle-ci soit distendue par du liquide ; souvent, au contraire, elle est rétractée, et au moment de l'opération elle doit être recherchée au milieu d'un magma fibreux, d'où on la dégage avec peine.

Cette cholécystite scléreuse souvent accompagnée de péricholécystite a une double origine : l'irritation des calculs et l'infection chronique des microbes pathogènes. Il se fait dans ces circonstances des poussées inflammatoires successives qui s'étendent plus ou moins loin et déterminent les hypertrophies, les scléroses vésiculaires, les adhérences avec les parties voisines. Mais, la condition primordiale paraît être l'enclavement des calculs, leur multiplicité, le rétrécissement et les déformations du canal cystique, toutes causes qui s'opposent à leur migration.

Lorsque les calculs sont libres et peuvent être expulsés par les voies biliaires, il n'y a aucune raison à ces hypertrophies, à ces scléroses avec poussées inflammatoires douloureuses. La cholécystite qu'on observe dans les cas de fixation des calculs n'est pas d'ailleurs sans analogie avec les scléroses et les hypertrophies vésicales que M. Guyon et les urologistes ont signalées dans les gros calculs diverticulaires de la vessie ou lorsqu'il existe des obstacles ou des rétrécissements des voies d'évacuation.

L'altération de la vésicule avec arrêt d'un calcul dans le cystique n'est pas le seul élément qu'il faille faire entrer en ligne de compte dans la production de la douleur, il faut attribuer une large part aux adhérences contractées par un organe mobile avec les organes voisins, c'est-à-dire à la péricholécystite plus ou moins intense. Ces adhérences ont une très grande importance, et il est des cas où, ayant pris naissance au moment d'une poussée aiguë de cholécystite, puis les calculs ayant été expulsés lors d'une crise de coliques, elles suffisent à provoquer des douleurs parfois très violentes. Elles sont à rapprocher des adhérences consécutives à la cholécystostomie et que nous avons étudiées précédemment. Il existe des observations où la simple libération de ces adhérences (qu'il s'agisse de cholécystite calculeuse ou non) a suffi à guérir les malades ; c'est la meilleure preuve que l'on puisse donner de la réalité des douleurs dues aux adhérences péricystiques.

Frankel pense que le tableau de la lithiase biliaire peut-être produit par l'existence d'adhérences consécutives à une lithiase antérieure et que ces cas sont justiciables d'une laparotomie au même titre que la lithiase biliaire classique.

Kehr insiste beaucoup dans un certain nombre de ses observations sur cette variété de douleurs dues aux adhérences ; Longuet les a décrites dans les cholécystites non calculeuses.

Ainsi donc, la cholécystite calculeuse chronique avec sclérose des parois vésiculaires, avec calculs enclavés, adhérences périvésiculaires, engendre des phénomènes douloureux caractérisés non pas tant par leur intensité que par leur persistance et leur répétition : seulement, comme le plus souvent ils ne s'accompagnent ni d'ictère, ni de fièvre, leur origine est souvent méconnue.

Ces douleurs ont pour siège l'hypochondre droit en un point qui n'est pas toujours le point cystique ; elles présentent des irradiations vers le creux épigastrique, l'ombilic. Les malades accusent de la gêne, des tiraillements au niveau du foie ou de l'estomac, des crampes pénibles. Ces douleurs sont réveillées par les efforts, la toux, les travaux pénibles, la marche, les mouvements de flexion du corps, le travail de la digestion, les vomissements. Leur siège à l'épigastre est très fréquent, et comme elles surviennent souvent après les repas et s'accompagnent de vomissements, on les met sur le compte d'une affection d'estomac.

Ce qui tend à le faire croire, c'est que presque toujours elles s'accompagnent de troubles digestifs plus ou moins intenses, anorexie, digestion pénible, vomissements, constipation opiniâtre. D'ailleurs, à la longue les troubles digestifs prennent fréquemment le dessus et l'on voit ces malades maigrir d'une façon notable et arriver à un état de faiblesse parfois inquiétant ; une de nos malades avait perdu 22 kilogr. en 10 mois (obs. 75).

Souvent ce n'est qu'à cette époque, et après avoir constaté l'inefficacité de divers traitements, que les douleurs sont rapportées à la lithiase biliaire, et ce n'est malheureusement qu'au moment où ces malades sont débilitées qu'elles sont adressées au chirurgien.

Ces douleurs ne sont pas continues, elles disparaissent parfois pour un temps plus ou moins long : dans d'autres cas, elles s'accentuent en se présentant sous forme de crises rappelant la colique hépatique ; dans de rares cas même, il se produit de véritables crises de coliques hépatiques.

Quoi qu'il en soit, au bout d'un certain temps, les crises douloureuses se rapprochent, laissant dans leur intervalle une sensation de pesanteur dans l'hypochondre droit, très pénible pour les malades ; quelques-unes, car le plus souvent il s'agit de femmes, font de la neurasthénie, de l'hystérie.

La fièvre et l'ictère font défaut ; cependant après les crises plus fortes on trouve parfois un peu de subictère ; il faudra donc toujours rechercher ce signe, et faire l'examen des urines qui peut donner de précieux renseignements dans quelques cas.

Mais, lorsque les symptômes douloureux et les troubles digestifs constituent à eux seuls le tableau clinique, il est aisé de comprendre combien le diagnostic sera délicat. De multiples erreurs sont possible, on pense au rein mobile, à l'appendicite et surtout à une affection de l'estomac, gastralgie, dyspepsie, qui d'ailleurs accompagne fréquemment les accidents lithiasiques.

L'examen complet du malade, ses antécédents, les caractères des douleurs pourront aider au diagnostic. Les antécédents lithiasiques chez une femme, un accès de colique hépatique antérieur, au moment d'une grossesse par exemple, des crises de colique vésiculaire, un léger ictère permettront de rapporter les douleurs à leur véritable origine ; tous ces antécédents devront donc être recherchés avec le plus grand soin.

Lorsqu'on ne les retrouve pas, le diagnostic restera longtemps en suspens et ne sera fait qu'au cours d'une laparotomie exploratrice.

On devra se souvenir dans ce cas que des douleurs persistantes siégeant dans la région de l'hypochondre droit ou à l'épigastre, douleurs exagérées par la pression au niveau de la vésicule, s'accompagnant de troubles digestifs, d'amaigrissement, sont souvent les seules manifestations de la lithiase latente.

Dans certains cas, la présence d'une tumeur pourra venir éclairer le diagnostic, parfois au contraire elle fera commettre une erreur.

« En l'absence de tumeur appréciable à la palpation, dit M. Routier, j'attache la plus grande importance aux crises antérieures de coliques hépatiques avec ou sans ictère, à la douleur, surtout augmentée par la pression de la région, enfin à cet état adynamique déprimé qui n'est cependant pas la cachexie cancéreuse. »

En face d'une malade présentant ces douleurs, telles que nous venons de les décrire, même en l'absence de tumeur, lorsque les divers traitements médicaux n'ont amené aucune amélioration, le devoir du chirurgien est de faire une laparotomie exploratrice, qui deviendra curatrice le plus souvent.

Dans ces cas, en effet, on tombe sur ces vésicules calculeuses altérées, adhérentes et comme toujours ou presque toujours alors la lithiase est limitée à la vésicule et au cystique, c'est à la cholécystectomie qu'on aura recours, si la malade n'a pas de fièvre.

C'est dans ces formes de lithiase que cette opération donne ses meilleurs résultats ; ces malades, qui souffrent depuis des années (depuis plus de vingt ans dans certaines observations), sont véritablement transformés et commencent, leur semble-t-il, une vie nouvelle, suivant l'expression d'une de nos malades, ce qui a permis à M. Michaux de dire : « Je ne connais pas pour ma part d'opérés plus reconnaissants que les opérés d'extirpation de vésicule biliaire ».

2° **Tumeur.** — C'est le second symptôme qui amène les malades au chirurgien ; tantôt seul, tantôt associé aux douleurs. Ce symptôme est beaucoup moins fréquent que les phénomènes douloureux, et pour plusieurs raisons. En effet, il est des vésicules calculeuses très petites, rétractées, cachées sous le foie et qu'on a peine à trouver une fois l'abdomen ouvert : dans ces cas on ne trouve jamais de tumeur.

Dans les cas de vésicule volumineuse, formant tumeur celle-ci peut ne pas être perçue, soit du fait de l'épaisseur de la paroi abdominale qui gêne l'exploration, soit parce que, la région étant douloureuse, la palpation, réveillant la douleur, provoque de la défense musculaire qui empêche de sentir quoi que ce soit. Mais la défense musculaire est un signe important, elle indique un processus inflammatoire sous-jacent, ici tout comme dans l'appendicite ; on devra en tenir grand compte pour le diagnostic, car elle permet de deviner une tumeur sous cette paroi qui se défend.

Lorsque la tumeur n'est pas douloureuse, elle est parfois découverte par hasard, par le malade ou son médecin.

Ses caractères sont d'ailleurs très variables, ce qui s'explique par la variété même des états anatomiques auxquels elle correspond.

Nous ne parlerons pas de l'augmentation de volume de la vésicule qu'a signalée Willemin comme signe prémonitoire de la colique hépatique ; c'est un état transitoire.

Chez les femmes maigres, on peut sentir la vésicule bourrée de calculs nombreux ou volumineux ; on trouve sous les fausses côtes droites une tumeur de volume variable, douloureuse à la palpation. Dans un cas de M. Schwartz, le palper donnait de la crépitation due au frottement des calculs les uns contre les autres. J.-L. Petit a même noté la collision des calculs perceptible à la main.

Dans quelques cas, la vésicule augmentée de volume entraîne la portion de foie sous laquelle elle est cachée, pour fournir ce que Riedel a appelé l'appendice linguiforme du foie, que d'autres auteurs ont retrouvé. Mais si l'on a affaire à des malades à parois épaisses, on ne sent rien, on note tout simplement de la défense musculaire que provoque la palpation et qui fait penser à une tumeur au-dessous de la paroi.

Dans d'autres cas, la tumeur se présente sous une forme diffuse et ne siège pas exactement dans la région vésiculaire, mais un peu plus bas et plus près de la ligne médiane ; elle est due alors à un paquet d'adhérences épiploïques collées à la vésicule et formant une masse parfois très volumineuse. La malade que nous avons opérée (obs. 5) présentait à son arrivée à l'hôpital une masse que, malgré l'adiposité, on sentait bien au voisinage de l'ombilic ; cette tumeur douloureuse diminua pendant les jours de repos au lit, et à l'opération nous avons trouvé, outre des adhérences au foie et à l'angle du côlon, un gros paquet d'adhérences épiploïques dont quelques-unes plus anciennes furent plus difficiles à libérer. Il est probable que cette malade avait fait avant son entrée une poussée aiguë de péricholécystite.

Dans ces cas de cholécystite calculeuse chronique avec ou sans péricystite, la tumeur que l'on sent présente les caractères suivants. Parfois l'hypochondre droit est plus saillant, soulevé par la tumeur située sous le muscle droit, qu'elle dépasse en dedans et en dehors. Le plus souvent, c'est le palper seul qui révèle la tumeur ; celle-ci, grosse comme une noix, une mandarine, une tête de fœtus, est plus ou moins profondément située sous le muscle droit en général, parfois plus en dedans vers la ligne médiane; elle est arrondie ou piriforme, généralement bien circonscrite, de consistance dure. S'il n'y a pas d'adhérences trop étendues, elle est mobile et suit la glande hépatique pendant les mouvements respiratoires; on peut la mobiliser dans différents sens, sauf de haut en bas; elle n'est ni réductible, ni dépressible, on peut la repousser en arrière, mais lorsqu'on cherche à la refouler par en haut, on ne peut en obtenir la réduction. Cette tumeur est mate à la percussion et sa matité se continue avec celle du foie, ou bien en est séparée par une zone de sonorité.

Lorsqu'il y a des adhérences multiples dues à des poussées aiguës de péritonite périvésiculaire, la tumeur est généralement plus volumineuse, plus douloureuse, plus étendue par en bas, moins mobilisable. On a parfois noté dans ces cas des accidents de compression des organes voisins, pylore, duodénum, qui sont plus le fait des adhérences que d'une compression par la vésicule remplie de calculs.

Mais, la tumeur peut se présenter dans d'autres conditions; nous savons que le col de la vésicule et le cystique peuvent être oblitérés, soit par un ou plusieurs calculs arrêtés dans leur migration et enclavés, soit par un processus ulcéreux angiocholitique ayant abouti à la sclérose des parois et à l'oblitération, soit par des adhérences ayant déterminé une coudure du canal. Que devient, dans ces cas, la vésicule ainsi séparée du reste des voies biliaires ? Généralement, elle s'atrophie, se ratatine, se sclérose, à moins qu'elle ne soit gravement infectée, auquel cas il peut se produire des accidents de cholécystite aiguë, d'empyème vésiculaire. La bile s'épaissit, se résorbe, mais il peut se faire une sécrétion de l'appareil glandulaire de la muqueuse, qui distend la vésicule, formant une tumeur biliaire (*Hydropisie de la vésicule*), à liquide séro-muqueux. On a vu dans ces cas la vésicule acquérir des dimensions considérables et contenir plusieurs litres de liquide. Dans l'hydropisie vésiculaire, la palpation permet de reconnaître une tumeur en forme de poire à grosse extrémité dirigée en bas, semblant se rattacher au foie par un pédicule plus ou moins allongé; rénitente, dure, élastique, quelquefois fluctuante, cette tumeur paraît lisse, elle est très mobile. Sa matité continue avec celle du foie, en est séparée lorsque la tumeur est bien pédiculée et descend très bas.

Dans l'hydropisie vésiculaire, sous une influence quelconque (traumatisme, fatigue, excès de régime), la virulence des microbes peut s'exalter, d'où une poussée aiguë de cholécystite aboutissant à la suppuration ; quelquefois on ne retrouve pas la cause, ce qui a fait dire que l'hydropisie était le premier degré de l'empyème.

L'*empyème vésiculaire* se traduit par les symptômes généraux graves de la suppuration, frissons, fièvre intense, tuméfaction de la région avec douleurs violentes, péritonite périvésiculaire ; si l'on n'intervient pas, la collection peut s'ouvrir dans l'abdomen et déterminer de la péritonite localisée ou généralisée, ou bien contracter des adhérences avec la paroi et venir s'y faire jour.

La vésicule hydropique sera facile à reconnaître lorsque la paroi sera relâchée et peu épaisse ; sinon on aura de grandes difficultés.

D'après M. Schwartz, « pour rechercher la vésicule augmentée de volume, Rheinstein conseille, le malade étant couché sur le dos, les jambes relevées, d'appliquer la main gauche dans la région lombaire, le bout des doigts dirigé vers la colonne vertébrale ; l'indicateur repose sur la douzième côte. La main droite est placée sur la paroi abdominale antérieure, de façon que le bord cubital affleure la ligne blanche et que le bout des doigts regarde en haut et en dehors, le médius étant sur une ligne longeant le bord droit du sternum. La main gauche presse sur la région lombaire en avant et en dedans, la droite va au-devant d'elle, de telle sorte que le diamètre de l'orifice thoracique antérieur soit raccourci et que le foie soit pour ainsi dire exprimé vers en bas. La vésicule vient se placer sur le pôle inférieur du rein droit poussée en dedans et peut être facilement palpée. Lorsque la vésicule n'est guère augmentée de volume, il vaut mieux la rechercher, le malade étant debout. On encadre alors avec la main gauche le flanc droit de façon à ce que les quatre doigts pressent sur la région lombaire, tandis que le pouce embrasse la paroi abdominale antérieure. Par une pression oblique vers la colonne vertébrale, le foie est immobilisé. La main droite explore alors le bord inférieur du foie en poussant les quatre doigts vers la face profonde, tandis que le pouce embrasse la partie antérieure ».

Wijnhoff conseille d'examiner le malade assis sur une chaise, les cuisses fléchies, le corps courbé en avant, les mains sur les genoux ; on se place à sa droite et un peu en arrière pour palper la région vésiculaire.

Ces examens seront toujours pratiqués avec la plus grande douceur, car on a cité des observations de rupture de la vésicule consécutive à une palpation un peu brutale.

Cette tumeur reconnue, qu'il s'agisse de cholécystite calculeuse chronique ou d'hydropisie de la vésicule, il ne sera pas toujours facile d'en diagnostiquer la nature, surtout lorsque les antécédents lithiasiques et les douleurs font défaut. Lorsque ces signes existent, on reconnaîtra qu'il s'agit de la vésicule, quoique cependant des erreurs aient été commises. On a confondu la tumeur biliaire avec un kyste hydatique, un abcès du foie, un lobe aberrant, avec un rein flottant. On a insisté beaucoup sur les difficultés du diagnostic et il faut avouer que, dans certains cas, seule la laparotomie exploratrice permettra de reconnaître l'origine de la tumeur.

L'ictère est rare dans la lithiase vésiculaire; nous allons le retrouver plus loin dans la lithiase du cholédoque.

Douleur et tumeur, voici donc les deux grands symptômes qui décident l'intervention ; séparés l'un de l'autre, ils ne sont pas toujours suffisamment caractérisés pour permettre un diagnostic précis; réunis, au contraire, ils acquièrent plus de valeur, surtout lorsqu'on retrouve des antécédents lithiasiques, colique hépatique, colique vésiculaire, ictère avec troubles digestifs et modification de l'état général.

Même dans ces cas où l'origine lithiasique des accidents sera à peu près certaine, les lésions anatomiques dont ils sont le résultat ne seront pas aisées à déterminer ; d'ailleurs il ne faut pas vouloir préciser trop le diagnostic, l'essentiel est de reconnaître l'origine des accidents et de poser l'indication opératoire, car ce n'est le plus souvent qu'au cours d'une laparotomie qu'on pourra se rendre compte des lésions et agir en conséquence.

C'est ici, pensons-nous, que la cholécystectomie trouve ses véritables indications ; il s'agit en effet d'une vésicule à parois altérées, inutile puisqu'elle ne se contracte plus, dangereuse parce qu'elle peut se rompre, engendrant des douleurs et des troubles digestifs, souvent exclue des voies biliaires par oblitération du col ou du cystique, n'est-ce pas le cas, puisque tout se passe dans la vésicule qui n'a plus aucun rôle physiologique, d'être vraiment radical et de la supprimer.

Il n'est pas douteux que, dans la lithiase vésiculaire arrivée à cette période, il n'y a plus de traitement médical ; souvent même, les malades ne s'y sont que trop attardés. La chirurgie seule peut les débarrasser d'une affection chronique dangereuse, et cela par une opération dont la gravité n'est certainement pas très grande.

La cholécystostomie n'est plus de mise ici, à quoi bon suturer à la paroi une vésicule malade, ce serait sciemment créer une fistule intarissable.

Il faut reconnaître que, dans quelque cas, la vésicule est tellement friable, tellement adhérente, qu'il serait dangereux de vouloir l'extirper ; il ne le serait pas moins de vouloir la suturer, c'est alors que l'on aura recours à la simple taille de la vésicule pour la vider de son contenu et la drainer.

Dans l'hydropisie vésiculaire, la même conduite s'impose, il faut s'assurer de l'imperméabilité du cystique, vider la vésicule de son contenu, liquide et calculs, extraire les calculs du cystique et, après exploration du cholédoque, extirper la vésicule.

Nous ne comprenons guère que, dans certains cas, on se soit contenté d'ouvrir et de suturer la vésicule, sans essayer d'extraire un calcul du cystique, laissant à la nature le soin de l'expulser ; le résultat est le plus souvent une fistule muco-purulente, nécessitant une opération secondaire.

Dans l'empyème vésiculaire, nous serons moins affirmatif, car il y a infection. Est-elle limitée à la vésicule qui ne communique plus avec les voies biliaires, il faut l'enlever comme un pyosalpinx sans l'ouvrir et lier au delà du calcul obturateur.

Nous rapportons des observations dans lesquelles cette conduite a été suivie d'un plein succès ; pour Vautrin, c'est la véritable indication de la cholécystectomie.

S'il y a doute sur l'état des voies biliaires, si l'on redoute l'angiocholite, la cholécystostomie reprend ses droits et devient l'opération de choix.

II. — Dans la lithiase du cholédoque.

La lithiase des gros canaux biliaires, celle du cholédoque en particulier, est une lithiase secondaire ; les calculs trouvés dans le cholédoque sont des calculs migrateurs venant de la vésicule. En général,

les calculs passent du cholédoque dans le duodénum lors d'un accès
de colique hépatique, mais lorsqu'ils sont trop volumineux ou que la
lumière du canal est rétrécie, ils séjournent dans le cholédoque et
sont l'origine d'accidents souvent graves.

La lithiase du cholédoque est donc le plus souvent accompagnée
de lithiase de la vésicule ou du cystique, et ce fait est important au
point de vue chirurgical. La lithiase du cholédque peut ne se révéler
par aucun symptôme ; c'est ainsi qu'au cours d'une intervention sur la
vésicule on trouve dans le cholédoque un ou plusieurs calculs qui
n'ont donné lieu à aucun symptôme. C'est que le canal est resté perméable, et, la bile pouvant passer, il n'y a pas de signe de rétention
biliaire.

Lorsque le canal est complètement obstrué par un calcul enclavé,
il en est tout autrement ; cette obstruction survient généralement après
une ou plusieurs crises de coliques hépatiques ; dans certains cas
cependant elle s'installe lentement sans crise bruyante. L'ictère apparaît, devient de plus en plus intense et persistant, c'est un ictère verdâtre, vert bronze (Kehr), mais il n'est jamais aussi intense que
dans l'obstruction non calculeuse du cholédoque. Les matières sont
décolorées, argileuses, fétides, mais pas d'une façon absolue ; même
en cas d'ictère intense, on observe parfois une selle colorée alternativement avec une décolorée, ce qui s'explique par le déplacement du
calcul sous la pression de la bile qui passe momentanément. De plus,
l'ictère peut aussi s'expliquer en partie dans quelques cas par les
accidents d'angiocholite concomitants.

Le foie est augmenté de volume ; mais à une période plus avancée
il diminue (cirrhose calculeuse). La vésicule est atrophiée comme le
veut la loi de Courvoisier-Terrier, mais ce fait n'est pas constant.
L'examen du cholédoque par pression un peu à droite de la colonne
vertébrale peut réveiller, d'après Vautrin, une douleur vive et permettre de sentir une induration. L'état général reste bon pendant
longtemps, mais à la longue il s'altère ; on voit survenir des troubles
digestifs, de l'amaigrissement progressif, avec les phénomènes d'insuffisance hépatique et de cholémie. Les urines rares, foncées, contiennent de l'urobiline, ce qui indique que la cellule hépatique est
gravement atteinte ; l'urée est diminuée. Enfin, on note chez ces
malades une tendance spéciale aux hémorrhagies.

L'évolution, lente lorsque l'obstruction n'est pas absolue, est assez rapide si l'obstruction est complète, et si une intervention ne vient pas lever l'obstacle, la terminaison fatale est à redouter.

Le diagnostic de l'obstruction calculeuse est le plus souvent délicat, on tiendra grand compte, pour la différencier de l'obstruction néoplasique, des antécédents lithiasiques, des caractères de l'ictère, de l'état de la vésicule ; mais dans certains cas la différenciation est impossible et le diagnostic ne peut être établi que par une laparotomie exploratrice.

L'obstruction du cholédoque est une des complications les plus graves de la lithiase biliaire, et l'on ne devra pas s'attarder trop longtemps au traitement médical. Si, au bout de trois mois, comme le dit Quénu, d'un traitement médical bien suivi, il n'y a pas d'amélioration, une intervention s'impose. Quelle sera-t-elle ?

Les avis sont partagés, les uns vont directement au cholédoque pour lever l'obstacle ; les autres, se basant sur le fait qu'il y a souvent en même temps des calculs dans la vésicule, commencent par découvrir celle-ci pour l'explorer, l'ouvrir, ce qui permet l'exploration digitale du cholédoque, et dans certains cas le refoulement du calcul dans la vésicule, qui peut ensuite être extirpée. Nous verrons dans le chapitre suivant l'avantage de cette méthode pour arriver à bien explorer les voies biliaires ; à diverses reprises, M. Routier y a insisté. Dans beaucoup de cas, on peut ainsi éviter la cholédocotomie qui est une opération plus difficile.

Lorsqu'au cours d'une intervention sur la vésicule on trouve un calcul dans le cholédoque, la conduite sera la même que précédemment, on tentera de l'amener dans la vésicule, par refoulement ou par incision prolongée des voies biliaires, ou bien on pourra combiner la cholédocotomie à la cholécystectomie ; l'intervention est alors plus grave, mais nous en rapportons plusieurs observations suivies de guérison.

III. — Dans les fistules cutanées.

Les fistules cutanées d'origine biliaire peuvent être spontanées ou consécutives à une intervention chirurgicale, la cholécystostomie le plus souvent. Michaux, en 1890, a été un des premiers à conseiller la cholécystectomie dans ces fistules rebelles.

Les *fistules spontanées*, consécutives à l'ouverture à la paroi d'un empyème de la vésicule, siègent le plus souvent à l'ombilic ou dans la région ombilicale ; leur trajet est étroit, tortueux, irrégulier, d'où les difficultés d'écoulement du liquide, qui est muco-purulent ou bilieux. Dans le premier cas, il y a oblitération du cystique avec cholécystite chronique et l'on peut s'en rendre compte par le cathétérisme de la fistule ; l'écoulement est dû aux altérations de la paroi vésiculaire et, après quelques tentatives pour fermer la fistule par les procédés simples, si l'on échoue, il faudra en arriver à l'extirpation de la vésicule et du cystique avec les calculs qu'il contient.

Dans le cas de fistule biliaire avec écoulement abondant, s'il y a eu, avant l'établissement de la fistule des signes d'obstruction du cholédoque avec ou sans angiocholite, il faut songer à l'obstruction du cholédoque, surtout si les matières fécales restent décolorées alors que l'ictère diminue. Il est très important de savoir si le cholédoque est libre ou obstrué, pour tenter la guérison de la fistule.

On a conseillé, pour se renseigner, le cathétérisme des voies biliaires, mais, outre que cette manœuvre est très difficile en cas de fistule, elle est dangereuse parce qu'elle est aveugle, et nous lui préférons la manœuvre de Kehr. Ce chirurgien obture la fistule avec un fosset bouilli et entouré de coton stérilisé ; ce fosset est enfoncé dans la fistule, retenu à l'extérieur par un fil ; on le recouvre d'ouate et de collodion. S'il y a obstruction calculeuse du cholédoque, la tension biliaire augmente et le calcul peut être poussé dans l'intestin ; mais, s'il est trop volumineux, on voit apparaître de la fièvre, de l'ictère et le fosset est bientôt repoussé, laissant couler par la fistule de la bile trouble. S'il n'y a pas de calcul, le fosset peut rester sans amener d'accidents.

L'obstruction du cholédoque étant diagnostiquée, il faut aller lever l'obstacle, soit par une cholédocotomie, soit par voie vésiculaire avec cholécystectomie ; en enlevant la vésicule on guérit la fistule.

Les *fistules opératoires* sont le plus souvent consécutives à la cholécystostomie, plus rarement à la cysticotomie, à la cholédocotomie. Les premières ont pour cause un calcul enclavé dans le cystique ou dans le cholédoque. Les fistules muco-purulentes seront traitées comme précédemment par la cholécystectomie.

Dans les fistules biliaires avec écoulement faible, sans obstruction du cholédoque, on pourra essayer d'aviver le trajet fistuleux et le suturer ; si l'on ne réussit pas, ou si le malade souffre du fait des adhérences, il faudra recourir à l'ablation de la vésicule.

S'il y a des signes certains d'obstruction du cholédoque, il faut intervenir pour lever l'obstacle et faire, suivant les cas, la cholédocotomie, la cholécystectomie ou les deux combinées.

On a beaucoup insisté sur le danger de fermer les fistules avant que la bile fût aseptique, et M. Terrier eut à la suite de la fermeture d'une fistule de nouveaux accidents d'angiocholite non calculeuse.

Il ne semble pas en être de même dans la lithiase, un certain nombre de fistules ont été fermées sans examen du liquide et l'on n'a pas eu à noter le moindre accident.

Nous avons vu même que Delagennière était partisan de la fermeture précoce après cholécystostomie, ne s'occupant pas de la présence de microbes, et que cette pratique lui donnait des succès.

Néanmoins, il sera bon d'être prudent, surtout dans les cas de cholécystostomie d'urgence pour accidents infectieux graves ; la bile reste longtemps septique et il sera sage d'attendre longtemps pour fermer la fistule. D'ailleurs, celle-ci a été le but cherché et il faut la respecter.

Lorsqu'il s'agit de fistules consécutives à une cholécystostomie faite pour lithiase vésiculaire sans accidents infectieux, ou pour hydropisie vésiculaire, on pourra intervenir d'une façon plus précoce, car la fistule n'est ici qu'un accident.

Pour nous résumer, nous voyons que l'extirpation de la vésicule biliaire est imposée par deux ordres de symptômes, phénomènes douloureux, tumeur ; le premier est le plus important, c'est lui qui amène les malades à réclamer une intervention.

Ces différents états morbides correspondent soit à la lithiase biliaire migratrice : crises de coliques hépatiques violentes, répétées, et de plus en plus fréquentes ; soit à la lithiase vésiculaire latente, sans migration calculeuse : coliques vésiculaires, douleurs sourdes, constantes, s'accompagnant à la longue de troubles digestifs et généraux.

Les lésions anatomiques sont représentées par la cholécystite calculeuse sous toutes ses formes : cholécystite catarrhale, cholécystite chronique scléreuse à forme atrophique ou hypertrophique, avec ou sans péricholécystite, hydropisie ou empyème de la vésicule.

Dans la lithiase du cholédoque associée à la lithiase vésiculaire, la cholécystectomie seule ou combinée à la cholédocotomie trouvera également une indication.

Enfin, dans les fistules muco-purulentes ou biliaires, dans les cas d'adhérences douloureuses consécutives à la cholécystostomie, l'ablation de la vésicule donne d'excellents résultats.

Contre-indications. — Comme toute opération, la cholécystectomie présente quelques contre-indications que nous ne devons pas passer sous silence, car elles sont capitales, et l'on ne doit pas inscrire au passif d'une méthode les insuccès observés dans les cas où elle a été appliquée, malgré des contre-indications. Celles-ci sont : l'infection des voies biliaires, l'occlusion du canal cholédoque, les adhérences périvésiculaires.

Pour l'*infection des voies biliaires*, nous le répétons, il n'y a pas de discussion, c'est à la cholécystostomie qui permet le drainage qu'il faut s'adresser ; mais il faut s'entendre sur l'infection des voies biliaires.

D'après M. Gilbert, la lithiase étant d'origine microbienne, il y a toujours infection, et il n'y a pas de cholécystite sans angiocholite. Sa grande autorité ne nous permet pas de discuter la question, mais il faut reconnaître qu'il y a des degrés dans l'infection.

L'infection primitive, celle qui a donné naissance aux calculs, une fois éteinte, laisse après elle des lésions vésiculaires et une infection latente, prête à se réveiller, et la preuve, ce sont ces poussées de cholécystite survenant à propos d'une maladie quelconque, et surtout à la suite de la stase biliaire et d'une migration calculeuse.

Nous croyons que l'infection bénigne, légère, sans fièvre ni phénomènes généraux, ne doit pas contre-indiquer une opération radicale, curative ; d'ailleurs les faits sont là pour appuyer cette manière de voir ; parmi les malades que nous avons observés et chez lesquels les indications de la cholécystectomie ont été nettement posées, nous n'avons jamais observé d'accidents infectieux secondaires.

Au contraire, dans les cas d'infection grave avec fièvre et tous les symptômes de l'angiocholécystite aiguë, ce serait courir à des désastres que de vouloir faire la cholécystectomie.

L'occlusion du cholédoque est également une contre-indication formelle à l'extirpation de la vésicule. Pour enlever celle-ci, il faut que le cholédoque soit perméable ou que l'on puisse rétablir sa perméabilité.

De deux choses l'une, ou bien il n'y a pas de signes d'obstruction du cholédoque, et de prime abord pas de contre-indication ; il ne faut pas s'en tenir là, car on peut voir à la lecture de nos observations que, parfois, dans la lithiase vésiculaire, il y a un calcul mobile dans le cholédoque ; aussi, avant toute cholécystectomie, il faut d'une façon systématique explorer le canal cholédoque soit avec le doigt, soit par le cathétérisme ; on évitera de cette façon de graves erreurs.

Lorsque l'intervention est dirigée contre l'obstruction du cholédoque et qu'on enlève la vésicule altérée après désobstruction du canal, ce ne sera qu'après s'être parfaitement assuré que la perméabilité du canal biliaire a été bien rétablie.

Tout obstacle infranchissable du cholédoque contre-indique d'une façon absolue la cholécystectomie.

Enfin les *adhérences* trop étendues de la vésicule aux organes voisins sont, dans certains cas, une contre-indication. Il est certains foyers péricystiques d'où on ne peut pas extraire une vésicule petite, altérée, friable, sans risquer de la déchirer ou de léser les organes auxquels elle est rattachée. On ne peut pas davantage la fixer à la paroi ; il faut alors se contenter de l'ouvrir et de la drainer. Ces cas ne sont vraiment pas très nombreux, et avec un peu d'habitude, d'habileté et de patience, on arrive à libérer, à disséquer, à sculpter pour ainsi dire la vésicule. Les adhérences sont donc une contre-indication rare dans la pratique ; il faut cependant savoir les respecter à l'occasion.

Outre ces trois grandes contre-indications, il en est d'autres moins formelles, mais qui ont aussi leur importance et avec lesquelles il faut compter.

C'est ainsi que l'âge trop avancé, l'amaigrissement considérable, la cachexie, les altérations graves du foie, des reins devront rendre très circonspect. Lorsque l'opération pourra être différée, ces malades seront mis en meilleur état de résister au shock, mais si l'intervention est urgente, on devra se contenter de l'opération la plus simple. C'est ainsi que s'expliquent certains cas de mort dans la cholécystectomie combinée à la cholédocotomie, les malades n'étaient pas en état de les supporter (obs. 80 et 90).

CHAPITRE II

TECHNIQUE OPÉRATOIRE
DE LA CHOLÉCYSTECTOMIE

Malgré un examen très minutieux, on arrive assez rarement à faire un diagnostic précis des lésions calculeuses des voies biliaires permettant de prendre le bistouri pour faire telle opération. Ce serait, dans bien des cas, s'exposer à des déceptions et il est beaucoup plus sage d'établir d'abord la nécessité d'une intervention au cours de laquelle on décidera l'opération de choix. C'est donc la laparotomie exploratrice qui permettra de se rendre un compte exact des lésions, et nous croyons que, dans les cas douteux, son innocuité étant parfaitement démontrée, on ne doit pas hésiter à la pratiquer ; elle sera le plus souvent le premier temps d'une intervention curatrice. Elle permettra d'explorer la vésicule et les canaux biliaires, de reconnaître leurs altérations et d'agir en connaissance de cause.

Supposons cependant un diagnostic précis indiquant nettement l'extirpation de la vésicule, voyons quelle sera la technique de cette opération actuellement bien réglée et dont les difficultés ne sont certainement pas aussi grandes qu'on l'a dit et écrit, au moins dans la grande majorité des cas.

Nous avons eu la bonne fortune d'aider M. Routier pendant toute une année, il a eu l'amabilité dans un cas de nous passer la main, nous avons pu ainsi nous rendre un compte exact des divers temps opératoires et des difficultés que l'on peut rencontrer ; nous tracerons donc les grandes lignes de l'opération telle que nous l'avons vue faire, c'est-à-dire simplement, et nous nous garderons de discuter longuement sur des détails opératoires dont l'importance ne nous paraît pas démontrée.

En dehors de l'opération elle-même, nous devons dire quelques mots des soins pré-opératoires, de la préparation du malade et des suites opératoires.

A moins d'indications pressantes, ce qui est rare, puisque la cholécystectomie n'est pas une opération d'urgence, le malade sera mis au repos pendant quelques jours, afin que l'on puisse l'examiner à loisir.

De plus, ces malades étant fréquemment dyspeptiques, il sera bon, pendant les quelques jours qui précéderont l'opération, de les mettre au régime lacté et à l'eau de Vichy, de leur administrer chaque matin pendant deux ou trois jours un léger purgatif salin, et le soir un grand lavement rectal ; s'ils sont amaigris, affaiblis, dans de mauvaises conditions de résistance opératoire, les injections de sérum rendront de grands services. Lorsque les douleurs sont trop vives, elles seront calmées par la morphine, que les malades réclament d'ailleurs, beaucoup d'entre eux y étant déjà habitués.

La veille de l'opération la région de l'hypochondre sera préparée comme pour toute opération, brossage au savon, à l'alcool, au sublimé et pansement humide jusqu'au moment de l'opération.

De l'instrumentation nous ne dirons rien, il n'est besoin d'aucun instrument spécial ; ceux dont on se sert pour une laparotomie ordinaire sont suffisants.

En dehors du chloroformisateur, un seul aide suffira, un second serait plutôt gênant à moins qu'on ne l'utilise simplement pour passer les fils et les compresses.

La région étant préparée, le champ opératoire entouré de compresses stérilisées, l'opération comprend les différents temps suivants :

I. — Ouverture de l'abdomen.

Nous ne rappellerons pas les longues discussions sur les variétés d'incision, verticale (latérale ou médiane), oblique, en T, en S : chaque opérateur a ses préférences, chaque incision a ses avantages et ses inconvénients. Ce qu'il faut, c'est une incision suffisamment grande pour permettre d'y voir clair, car, si la vésicule est relativement superficielle, il n'en est plus de même des voies biliaires, qui sont très profondes, et chez les femmes à parois épaisses on opère le plus souvent au fond d'une sorte de puits où les manœuvres sont fort délicates.

Nous donnons la préférence à l'incision verticale, latérale, soit sur le bord externe du muscle grand droit de l'abdomen, soit à travers ce muscle dont on dissocie les fibres après incision de l'aponévrose, parce que nous pensons que dans toute opération sur les voies biliaires on doit commencer par l'exploration de la vésicule qui servira de guide pour arriver sur les voies biliaires profondes. Si nos préférences vont à cette incision, que nous avons toujours vue suffisante, nous admettons volontiers que l'incision médiane sus-ombilicale est très pratique pour aborder directement le cholédoque, mais on se prive ainsi d'un point de repère précieux, la vésicule ; si celle-ci doit être enlevée au cours de l'intervention, ce ne sera pas facile par cette voie.

D'ailleurs, nous ne sommes pas exclusif et nous croyons qu'il faudra se laisser guider par les circonstances et chercher surtout à se bien rendre compte de l'état de la région. En cas de tumeur sentie lors de l'examen de la malade ou sous le chloroforme avant l'opération, l'incision verticale directement sur la tumeur est encore préférable.

Nous trouvons les incisions transversales inutiles dans la plupart des cas, de plus elles exposent aux éventrations ; l'incision verticale, suffisamment longue, donnera assez de jour pour mener à bien toute intervention. Cette incision latérale verticale recommandée par MM. Terrier, Michaux, Routier, Kehr, etc., s'étend du rebord costal jusqu'à 10, 12 et même 15 centimètres au-dessous suivant les circonstances; longue de 10 centimètres d'abord, elle pourra être agrandie par en bas si besoin est. On incise successivement les différentes couches que nous n'avons pas à énumérer, elles ne présentent rien de particulier ; le péritoine incisé, il sera bon de repérer chaque lèvre avec une pince.

On a reproché à cette incision la résistance des deux lèvres, surtout l'interne à cause du droit, ne permettant qu'un écartement limité ;

de plus, si l'on arrive directement sur la vésicule, celle-ci ne se porte pas d'avant en arrière, elle est parfois transversale, son axe forme avec·le diamètre antéro-postérieur passant par le fond de le vésicule un angle de 45° environ, les canaux cystique et cholédoque sont reportés vers la ligne médiane. En somme, on opérera en dedans de l'incision, c'est-à-dire vers la ligne médiane et profondément, mais les manœuvres seront facilitées pour la vésicule et celle-ci guidera pour arriver sur les canaux profonds, d'autant plus que l'aide peut fort bien avec un bon écarteur ou avec les doigts écarter la lèvre interne de l'incision, et cela d'autant mieux que le malade est en résolution complète.

Dans les cas de cholécystectomie pour fistule, le mieux sera de faire une incision circonscrivant l'orifice fistuleux, et descendant au dessous. L'incision sera complétée en bas de la fistule, afin d'ouvrir le péritoine en un point où il n'y a pas d'adhérences ; on pourra ainsi libérer les adhérences de la vésicule à la paroi, pour ne conserver que le trajet fistuleux que l'on sectionnera alors de chaque côté.

II. — Recherche et exploration de la vésicule.

Dès l'ouverture de l'abdomen, surtout si l'incision a été longue, l'intestin a tendance à sortir, à moins que des adhérences ne le retiennent ; il faudra donc, au moyen de compresses stérilisées placées dans l'angle inférieur de la plaie et allant profondément, maintenir l'intestin ; on sépare ainsi le foyer opératoire de la masse intestinale. S'il y a des adhérences à la paroi, on les libère prudemment sur le doigt autant que possible. Avant toute manœuvre sur la vésicule, il faut isoler la cavité péritonéale, de façon que, si la vésicule se déchire, la bile n'aille pas inoculer le péritoine, car elle est toujours septique et pourrait déterminer les plus graves accidents.

On recherche alors la vésicule, et cette recherche est parfois des plus pénibles. En effet, elle peut être petite, très rétractée, parfois introuvable (surtout quand il y a obstruction calculeuse du cholédoque); de plus, on tombe souvent sur un foyer de péricholécystite au milieu duquel on ne distingue rien et d'où il est très difficile de dégager la vésicule. Dans les cas ordinaires, elle déborde un peu le bord inférieur du foie, et lorsqu'elle est volumineuse (cholécystite à forme hypertrophique, hydropisie vésiculaire), on la trouve immédiatement ; dans les cas d'hydropisie volumineuse, elle vient faire saillie dans la plaie et gêner l'exploration ; on est alors obligé de la ponctionner.

La vésicule une fois reconnue, après avoir libéré quelques adhérences si cela est nécessaire, il faut l'explorer méthodiquement et s'orienter. Avec l'index introduit d'avant en arrière au-dessous de la vésicule, on peut aller jusqu'au niveau du col et du canal cystique et se rendre ainsi compte du contenu de la vésicule, de son volume, de ses connexions, de l'épaisseur de ses parois. Si la vésicule est un peu volumineuse, s'il y a beaucoup d'adhérences, enfin si la malade est grasse, il sera difficile d'explorer le cystique ; dans tout autre cas, l'exploration renseignera sur son contenu, sur la mobilité ou l'enclavement des calculs que l'on peut parfois ramener immédiatement dans la vésicule ; il faut veiller pendant cette exploration à ne pas faire migrer un calcul dans le cholédoque.

Dans certains cas, on pourra, dès ce moment, explorer le canal cholédoque si l'hiatus de Winslow n'est pas fermé par des adhérences, mais le plus souvent cette exploration ne peut être bien faite qu'après libération et ouverture de la vésicule.

III. — Libération de la vésicule biliaire.

Des plus aisées lorsqu'il n'y a pas de péricystite, dans l'hydropisie vésiculaire par exemple, ou lorsque la vésicule est rattachée au foie par un méso ; il n'en est plus de même lorsque des adhérences anciennes l'unissent à la face inférieure du foie, à l'épiploon, à l'intestin. Si les adhérences sont récentes, l'isolement de la vésicule sera facile, mais si elles sont anciennes, la libération peut présenter les plus grandes difficultés, surtout lorsqu'on a sous les yeux une sorte de magma réunissant plusieurs organes, et où on a peine à reconnaître le réservoir biliaire. Il faudra s'efforcer de libérer ces adhérences avec les doigts ; si ce n'est pas possible, on amorcera avec les ciseaux, ou le bistouri qui est plus dangereux et dont on doit se passer autant que possible. Le dégagement sera continué avec les doigts, très doucement, très prudemment ; on pourra au besoin lier et sectionner l'épiploon adhérent pour se donner un peu de jour. Ce sont les adhérences intestinales qui sont les plus difficiles et les plus dangereuses à détacher, car, si l'on n'y apporte beaucoup de soin, on peut déchirer l'intestin, ce qu'il faut éviter ; mieux vaut détacher aux dépens de la vésicule, au risque de la déchirer, que d'entamer la paroi intestinale. Parfois on trouve une fistule faisant communiquer la vésicule avec l'intestin (Kehr). Toute plaie, déchirure ou perforation de l'intestin, devra être réparée immédiatement.

Lorsque les adhérences sont détachées, il se produit très souvent un suintement sanguin abondant qui sera vite arrêté par un peu de compression ou même quelques ligatures si cela est nécessaire.

La vésicule étant bien dégagée par en bas, une compresse stérilisée est enfoncée au-dessous d'elle ; il reste à la séparer de la fossette hépatique.

Lorsqu'il existe un méso, cela est facile, mais lorsqu'elle est collée au foie par du tissu scléreux, la séparation sera très difficile sans entamer le parenchyme hépatique. On cherche avec l'ongle à décoller la vésicule de sa fossette ; si l'on ne peut y arriver, on amorcera le décollement avec le bistouri ou les ciseaux, plutôt aux dépens de la paroi vésiculaire que du foie. Si l'on tombe sur le plan de clivage, la séparation sera rapide, sinon on aura de grandes difficultés et alors il arrivera d'entamer le tissu hépatique qui saigne alors beaucoup, mais cette hémorragie s'arrête en tamponnant quelques instants ; dans certains cas cependant on a été obligé de faire quelques sutures.

La libération de la vésicule est poussée jusqu'au col, jusqu'à l'origine du cystique ; elle doit être faite avant l'évacuation de la vésicule, les manœuvres sont plus faciles ; dans certains cas, cependant, la libération ne sera possible qu'après avoir vidé la vésicule.

La vésicule ainsi séparée et libre sera amenée dans l'incision, en dehors de la plaie quand elle est volumineuse, ou que la paroi abdominale est peu épaisse, afin de vider son contenu en dehors de l'abdomen. En aucun cas, il ne faut extirper la vésicule sans l'ouvrir, comme M. Michaux l'avait un moment conseillé, car, on risque de laisser des concrétions dans le cystique ou le cholédoque ; cette extirpation sans ouverture ne sera faite qu'exceptionnellement, en cas d'empyème ou d'hydropisie avec calcul enclavé dans le cystique et au delà duquel on peut placer deux ligatures entre lesquelles on sectionnera. Mais, en général, il vaut mieux ouvrir la vésicule avant de l'enlever.

IV. — Ouverture de la vésicule et extraction des calculs.

Une compresse ayant été placée entre la vésicule et la paroi, recouvrant la lèvre externe de l'incision, la vésicule est amenée au dehors et incisée au niveau de son fond ; elle se vide de son contenu, liquide bilieux, parfois magma puriforme, calculs. Les deux lèvres étant repérées, on introduit deux doigts dans l'abdomen en suivant la vésicule, afin d'aller jusque sur le col et le canal cystique pour en déloger par expression les calculs qu'ils contiennent. Cela n'est pas toujours facile, parce qu'ils sont volumineux ou bien enclavés, serrés les uns contre les autres. Le moyen le plus simple pour les extraire est de faire un lavage de la vésicule avec de l'eau stérilisée sous pression assez forte (récipient à 80 centimètres ou 1 mètre au-dessus) ; les calculs sont entraînés par le courant du liquide, on aide d'ailleurs à leur progression avec les doigts ; on pourra même, si cela est nécessaire, les extraire avec une pince ou une petite curette, ou mieux encore en prolongeant l'incision de la vésicule jusqu'à eux. On arrive ainsi à vider complètement la vésicule et le canal cystique, et pour éviter l'introduction du liquide dans le ventre, on peut incliner légèrement le malade sur le côté droit de façon à recueillir liquide et calculs dans une cuvette stérilisée placée au-dessous.

V. — Exploration des voies biliaires.

C'est à ce moment qu'elle pourra être faite complètement ; à moins qu'elle n'ait été possible avant la libération de la vésicule ; néanmoins il sera toujours bon de la compléter.

Le bord inférieur du foie étant relevé par l'aide, on explore avec la main droite la face inférieure du foie et les voies biliaires profondes en tournant le dos à la figure de l'opéré ainsi que le conseille Kehr. La vésicule est précieuse pour guider le doigt, on tire légèrement sur elle, on la suit ainsi que le canal cystique tendu, et l'on arrive directement sur le cholédoque. Si l'hiatus de Winslow n'est pas fermé par des adhérences, on peut y passer l'index gauche qui soulève l'épiploon gastro-hépatique ; avec l'index droit on parcourt la face antérieure du pédicule du foie et entre les deux index on peut ainsi explorer depuis le hile du foie jusqu'au duodénum le canal hépatique, l'embouchure du cystique et le cholédoque dans sa portion sus-duodénale ; s'il y a des calculs à ce niveau, ils seront certainement perçus.

Les portions rétro-duodénale et pancréatique sont plus difficiles à explorer, fréquemment des calculs y passent inaperçus. L'exploration se fera encore avec les deux index : « le gauche sortant de l'hiatus de Winslow descend sur le flanc droit du duodénum, et autant que le permet la mobilité de celui-ci derrière sa face postérieure, qu'il déprime le plus possible pour se rapprocher du cholédoque ; le pouce gauche ou l'index droit appuient successivement sur l'index postérieur, la première portion du duodénum et la tête du pancréas. La découverte du calcul sera d'autant moins difficile que le doigt postérieur pourra s'enfoncer plus profondément derrière la face postérieure du duodénum : on peut alors saisir et explorer entre deux doigts la tête du pancréas » (Jourdan).

Malheureusement, dans la lithiase ancienne des adhérences masquent le cholédoque, ferment l'hiatus de Winslow, immobilisent le duodénum, rendant cette exploration impossible.

On a conseillé, pour explorer les deux dernières portions du cholédoque, le décollement du duodénum, l'effondrement du feuillet antérieur du grand épiploon, mais les manœuvres sont difficiles, et l'on n'y aura recours que lorsqu'il y aura des signes d'obstruction du cholédoque.

Le mieux, lorsqu'il y a des adhérences empêchant ces diverses manœuvres, est de libérer le cystique et, tenant en main la vésicule et le canal qui lui fait suite, on arrive sur le cholédoque ; c'est encore ce moyen qui dans la pratique donne les meilleurs résultats. MM. Michaux et Routier à la Société de chirurgie, Jourdan dans sa thèse, y ont insisté ; c'est le toucher qui fera reconnaître une induration due à un calcul enclavé dans le cholédoque.

Si le canal cystique est perméable, on pourra tenter le cathétérisme

des voies biliaires, qui dans certains cas donnera d'utiles renseignements, comme l'ont montré MM. Terrier et Dally. Malheureusement,
le cathétérisme des voies biliaires, qui présente souvent de grandes
difficultés lorsque les voies biliaires sont normales, sera impossible à
pratiquer sur des voies biliaires altérées, rétrécies en certains points,
et ce serait perdre son temps que d'insister. L'exploration digitale
lui est bien supérieure ; mais, lorsque ce sera possible, ces deux
moyens pourront être associés.

Lorsqu'après avoir débarrassé la vésicule de son contenu, il reste
dans le cystique des calculs enchatonnés dans une dilatation, ou très
volumineux, avec rétrécissement du canal au-dessus, ce qui empêche
de les faire passer dans la vésicule en les énucléant avec les deux
index, on ne pourra les retirer qu'en les broyant ou en incisant le
canal, car il ne faut jamais refouler un calcul dans le cholédoque.
L'écrasement des calculs avec une pince ne sera jamais pratiqué,
tout au plus pourra-t-on tenter d'écraser le calcul avec les doigts, et
encore sans trop insister, car on risque de déchirer la paroi déjà altérée.
Il est beaucoup plus simple d'inciser directement sur le calcul, de
faire une cysticotomie qui permet de l'extraire aisément, ou bien
encore de prolonger l'incision de la vésicule jusqu'à ce niveau.

Si l'exploration digitale ou le cathétérisme révèlent un calcul du cholédoque situé dans la partie sus-duodénale (mobile ou enclavé) ou
mobile dans les deux dernières portions, les mêmes manœuvres permettront de l'amener dans la vésicule, car il faut bien se garder de
refouler un calcul du cholédoque dans le duodénum, car le calcul peut
rester sans l'ampoule, sans qu'on s'en aperçoive, et amener des accidents consécutifs.

On devra donc, avec les deux index introduits au delà du calcul
et le saisissant, essayer de l'amener dans la vésicule par le canal
cystique, « manœuvre d'expulsion par les voies supérieures », sur
laquelle M. Routier a insisté depuis longtemps et que nous avons
vu réussir très fréquemment ; le calcul est pour ainsi dire énucléé
comme un noyau de cerise.

Lorsque le calcul est enclavé dans la portion sus-duodénale, si l'on
ne peut le déloger, on fera une cholédocotomie suivie de cholécystectomie.

Dans les cas de calculs mobilisables et qu'on peut amener jusqu'à l'embouchure du cystique, on peut pour les extraire prolonger l'incision de la vésicule sur le cystique et même le cholédoque jusqu'au calcul qu'on extrait avec facilité. M. Routier emploie depuis longtemps cette manière de faire ; Delagenière l'a décrite en 1899 sous le nom *d'incision de proche en proche des voies biliaires* ; la technique en est exposée dans la thèse de son élève Meyer (1900) ; c'est une excellente méthode qui, dans beaucoup de cas, peut rendre de signalés services.

Delagenière conseille même de faire l'*incision complète* des voies biliaires jusqu'au calcul ou jusqu'à l'ampoule de Water, et l'on trouve dans le travail de Meyer des observations où le cholédoque a été incisé dans toute son étendue à travers le pancréas sectionné ; le canal fut ensuite suturé et les malades guérirent parfaitement.

Il faut reconnaître que cette manœuvre est délicate, et nous pensons que l'incision prolongée est surtout utile dans les cas où le calcul mobile ne peut passer par le cystique, elle ne va pas au delà de la première portion et son exécution est très facile.

Pour cela, on prolonge l'incision de la vésicule sur le canal cystique dont les deux lèvres sont repérées avec des pinces ; une légère traction fait saillir le canal qui fait suite et l'on incise ainsi de proche en proche avec prudence, car la veine porte est tout près en arrière du cholédoque, l'artère hépatique à sa gauche. Cette incision du cholédoque est très facile jusqu'au duodénum, c'est-à-dire sur une étendue de 2 à 2 centimètres et demi, il n'en est pas de même au delà.

Quant à la suture du cholédoque, elle est nécessaire si le canal a été incisé sur une grande étendue, et Delagenière la fait toujours ; si l'incision n'a porté que sur la portion sus-duodénale, la suture n'est pas indispensable, on place une ligature sur le cystique, un drain dans l'ouverture du cholédoque qui se ferme rapidement. Il en est ici de même que pour la cholédocotomie, la suture n'est pas nécessaire, d'ailleurs elle n'est pas toujours possible, et faite même dans de bonnes conditions elle ne tient pas toujours.

Dans un cas que nous avons rapporté avec M. Routier à la Société anatomique (obs. 75), l'incision du cholédoque a été rétrécie au moyen d'une pince laissée à demeure pendant 48 heures ; au 12ᵉ jour, il ne s'écoulait plus de bile.

Cette incision prolongée permet également d'extraire un calcul du canal hépatique. Nous en rapportons un cas (obs. 90).

Lorsqu'un calcul siège dans les deux dernières portions du cholédoque et y est enclavé, l'extraction devient beaucoup plus complexe, cette partie du cholédoque étant très difficile à aborder. On pourra recourir à l'incision complète comme l'a fait Delagenière ou bien faire une cholédocotomie transduodénale, mais, outre que ces interventions sont plus difficiles, elles ont une gravité beaucoup plus grande.

Ainsi donc, l'extirpation de la vésicule peut être combinée à d'autres opérations, cysticotomie, cholédocotomie, incision de proche en proche des voies biliaires. Delagenière n'enlève pas la vésicule dans ces cas, il fait une cholécystostomie temporaire. Nous croyons préférable de l'enlever lorsqu'elle est malade.

Ces opérations combinées montrent bien l'importance qu'il y a à aborder directement la vésicule, dont l'exploration, la libération, puis l'incision permettront, non seulement l'extraction des calculs de la vésicule et du cystique, mais l'exploration et la désobstruction des voies profondes, soit par refoulement des calculs dans la vésicule, soit par incision directe du conduit ou incision prolongée de la vésicule; mais elles ont une gravité plus grande.

Reste à enlever la vésicule en totalité le plus souvent; dans de rares cas on fait la *cholécystectomie partielle* indiquée par Linder et Kottmann et que M. Lejars rejette. Nous en rapportons quelques observations. Dans ces cas, ou bien la portion restante de la vésicule est fermée (cholécystotomie idéale avec cholécystotomie partielle), comme l'a fait M. Schwartz; ou bien elle est suturée à la paroi (cholécystectomie partielle avec cholécystostomie). Il faut être plus radical, croyons-nous; quand le fond de la vésicule est friable, ulcéré, le reste, quoique moins altéré, n'est pas normal, et, pour notre part, nous n'hésitons pas à faire l'extirpation totale.

VI. — Ligature du cystique et excision de la vésicule.

Lorsque la vésicule est ainsi libérée et qu'on est sûr de la perméabilité du cholédoque, on isole le canal cystique, si cela n'a pas déjà été fait. Il faut veiller à l'artère cystique et pour cela se rappeler l'anatomie de la région. Le canal cystique et le cholédoque sont à peu près dans le prolongement l'un de l'autre décrivant une petite courbe à concavité en avant et à droite ; à leur union se trouve le canal hépatique qui, d'après Calot, forme avec le canal cystique et l'artère cystique une sorte de triangle isocèle dont les deux côtés supérieur et inférieur (artère et canal cystique) sont un peu plus longs que le canal hépatique. L'artère cystique ne suit donc pas le canal de même nom et ne le rejoint que vers le collet de la vésicule, lui donnant de petites branches dans le reste de son trajet.

Lorsque la ligature porte à l'union du cystique et de la vésicule, l'artère est liée sans être sectionnée auparavant ; lorsqu'on isole le cystique pour le lier le plus loin possible, il faut veiller à l'artère de façon à la pincer avant la section ou sitôt après, car, lorsqu'elle échappe, elle est difficile à reprendre. On peut alors la lier séparément, prolonger la libération du canal que l'on lie très bas.

Nous croyons peu à la ligature de l'artère hépatique ou du canal cholédoque dont parle Calot, car, le fil étant passé autour de la vésicule bien libérée et porté avec deux doigts sur le cystique isolé, nous ne voyons pas comment on pourrait lier le canal cholédoque qui est très profond.

Della Rosa, après des recherches expérimentales et histologiques sur la cicatrisation du cystique après sa ligature, passe en revue les différents modes de ligature préconisés par les chirurgiens et montre que le catgut est très suffisant ; sur 6 chiens il fit la ligature au catgut ; il sacrifia ces animaux à des époques différentes et trouva toujours la cicatrice très solide et au-dessus d'elle la muqueuse rebroussée.

Dans les observations de M. Routier et dans nos observations personnelles, la ligature au catgut a toujours été suffisante. Cette ligature sera portée assez loin et modérément serrée ; il est à remarquer qu'elle est le plus souvent difficile à placer à cause de la profondeur et, si l'on n'est pas sûr de sa solidité, il sera bon d'en porter une seconde au-dessous. La soie a l'inconvénient de couper plus facilement lorsque les parois du canal sont altérées ; elle s'élimine mal.

La vésicule ayant été vidée et lavée, le champ opératoire étant bien garni, il n'est pas nécessaire de couper entre deux ligatures. La section sera faite au-dessus de la ligature, au thermocautère ; les deux chefs de la ligature ayant été conservés, on s'en sert pour amener le moignon qu'on cautérise, comme le moignon appendiculaire, puis on sectionne le fil, car la fixation de ce moignon à la paroi, autrefois employée, est aujourd'hui abandonnée, c'est une pratique inutile et dangereuse.

Le foyer opératoire est alors nettoyé et séché avec des compresses : s'il y a un peu de suintement sanguin, on tamponne quelques instants ou l'on fait quelques sutures ; les compresses souillées sont enlevées et remplacées par une compresse stérilisée. Lorsque tout est terminé, faut-il drainer ou fermer l'abdomen ? Nous n'hésitons pas à conseiller le drainage.

VII. — Drainage et fermeture de l'abdomen.

La question du drainage a été discutée ; les deux méthodes ont donné des succès, mais, croyant qu'il vaut mieux pécher par excès de prudence, nous préférons drainer, car nous voyons qu'un certain nombre de morts sont dues à ce fait qu'on a fait la *cholécystectomie dite idéale* et une malade de M. Routier a succombé à de la péritonite parce qu'on n'avait pas drainé.

Nous conseillons de procéder de la façon suivante : on isole le foyer de la cavité péritonéale au moyen d'une compresse de gaze pliée et épaisse qui va jusqu'au fond de la plaie et sort par l'extrémité inférieure de l'incision ; un gros drain ou même deux sont placés sous le moignon cystique et reposent sur la compresse ; le reste de l'incision est fermé par deux ou trois fils de bronze, d'aluminium. Cette suture en un seul plan est très rapide et très solide ; nous avons vu nos maîtres, MM. Ricard et Routier, y recourir dans toutes leurs laparotomies et avec les meilleurs résultats.

M. Terrier, après Courvoisier et Langenbuch, a conseillé de séparer la cavité abdominale du foyer, en suturant à la face inférieure du foie, l'épiploon et la coque conjonctive qui entourait la vésicule, de façon à former une sorte de canal au fond duquel se trouve le moignon cystique (épiplooplastie). C'est là certainement une bonne pratique, mais elle demande du temps et l'on peut pendant les manœuvres inoculer la cavité péritonéale qu'on a pour but de protéger ; c'est pourquoi nous préférons appliquer une simple compresse, moyen aussi sûr, aussi efficace et plus rapide. Dans ces conditions, nous n'avons jamais vu l'opération durer plus de 45 à 50 minutes, parfois une demi-heure, alors que nous voyons certaines cholécystectomies qui ont demandé une heure et demie ou deux, ce qui augmente certainement le shock.

Il est certain que la cholécystectomie idéale satisfait peut-être davantage l'esprit, mais elle est dangereuse, parce qu'on n'est jamais sûr que la ligature placée sur le cystique tiendra, et si elle cède, la bile peut se répandre dans le péritoine et déterminer, sinon une péritonite mortelle, du moins des accidents graves. Il n'est donc pas douteux que le drainage est plus sûr, et pour notre part nous préférons mettre un drain inutilement pendant quarante-huit heures, que de négliger cette précaution et risquer de perdre nos malades.

L'issue de la bile par le cystique est en effet assez fréquente, ainsi que nous l'avons dit précédemment ; elle tient à ce fait que la ligature a coupé les parois du canal ou bien a cédé sous la pression de la bile.

Cet écoulement n'a d'ailleurs pas de grands inconvénients, il dure plus ou moins longtemps, parfois quelques jours, rarement plus de quinze à vingt jours. Nous avons remarqué que, même quand l'écoulement est très abondant, si vers le 5ᵉ ou 6ᵉ jour on enlève la compresse et si on raccourcit le drain, l'écoulement ne tarde pas à diminuer ; si on le laisse profondément pendant longtemps, l'écoulement persiste. On pourra, croyons-nous, commencer à le raccourcir vers le 6ᵉ jour et l'enlever au plus tard au 12ᵉ jour, car la plaie devant se cicatriser de la profondeur vers la superficie, il est bon de ne pas aller au delà.

Si le 3ᵉ jour il n'y a pas d'écoulement, on peut enlever la mèche de gaze et retirer le drain un ou deux jours après ; peut-être même pourrait-on l'enlever en même temps.

Les fils seront enlevés le 8ᵉ ou le 10ᵉ jour, suivant qu'il y aura ou non écoulement de bile.

Les suites opératoires sont généralement simples : les soins seront les mêmes qu'après toute laparotomie ; diète pendant vingt-quatre heures, puis régime lacté pendant quelque temps avec un peu d'eau de Vichy ; vers le 3ᵉ jour, s'il n'y a pas eu de garde-robe, on donnera un lavement et quelques jours après un léger purgatif si cela est nécessaire

Le pansement sera renouvelé plus ou moins tôt suivant qu'il y a ou non écoulement de bile. En tout cas, même si cet écoulement se produit, il tarit rapidement sans laisser de fistule.

La plaie se ferme rapidement et les malades peuvent se lever et partir vers le 18e ou 20e jour. Il est inutile de faire porter une ceinture qui tiendrait mal ; le corset chez la femme suffira à maintenir la cicatrice ; les éventrations sont d'ailleurs très rares, nous n'en avons observé qu'un cas, éventration toute petite au siège du drain, chez une malade où le drainage avait été un peu long (obs. 73).

Ces malades, une fois guéris de leurs accidents, n'en restent pas moins des infectés biliaires appartenant à la famille biliaire ; aussi devront-ils encore se considérer comme des lithiasiques et ne pas enfreindre les règles d'hygiène et d'alimentation dont nous avons parlé plus haut.

D'ailleurs nous verrons, après l'étude de nos observations, les résultats que donne la cholécystectomie et ce qu'il faut penser des récidives.

TROISIÈME PARTIE

OBSERVATIONS

Nous avons divisé nos observations en six groupes :

1° Observations de cholécystectomie pour cholécystite calculeuse avec ou sans péricholécystite (de 1 à 58).

2° Observations de cholécystectomie pour hydropisie de la vésicule (de 59 à 66).

3° Observations de cholécystectomie pour cholécystite suppurée (de 67 à 72).

4° Observations de cholécystectomie, combinée à la cysticotomie, à la cholédocotomie, à l'hépaticotomie, à l'incision prolongée des voies biliaires (de 73 à 90).

5° Observations de cholécystectomie pour fistules et adhérences (de 91 à 103).

6° Observations de cholécystectomie partielle (de 104 à 112).

I. — Observations de cholécystectomie simple pour cholécystite calculeuse chronique.

Obs. 1. — *Cholécystite calculeuse chronique avec péricholécystite. Cholécystectomie. Guérison* (Personnelle).

Mme M. D..., 34 ans, entre le 12 mars 1901, salle Foucher, n° 6, dans le service de M. Routier.

Réglée à 16 ans, a eu une grossesse normale.

Souffre depuis 6 à 7 ans de douleurs d'estomac assez violentes s'accompagnant parfois de vomissements bilieux ; mais sa première crise de coliques hépatiques date de décembre 1900 ; cette crise fut absolument typique, léger ictère à la suite. Depuis cette époque, les troubles digestifs déjà anciens chez la malade s'accentuèrent, l'appétit diminua, devint très capricieux, elle maigrit sensiblement. Deux nouvelles crises de coliques franches en janvier et février avec ictère peu marqué ; la malade ne sait pas quelle était la coloration de ses matières, ni si elle a rendu des calculs.

Depuis la dernière crise, état douloureux permanent dans la région de l'hypocondre droit avec quelques exacerbations, mais sans crise véritable.

La malade est adressée à M. Routier par le D' Pellagot ; à l'examen, on trouve au niveau de la vésicule une zone de défense musculaire, la pression à ce niveau est douloureuse, et il est difficile de percevoir quoi que ce soit ; cependant, en insistant un peu, il semble bien qu'on arrive sur une petite masse dure, douloureuse, que l'on croit être la vésicule, mais cette tumeur n'étant pas retrouvée à chaque examen, il est difficile d'être affirmatif. La malade souffre constamment à ce niveau ; elle n'a pas d'ictère, pas de décoloration des matières, pas de fièvre ; les urines sont normales, l'analyse n'y révèle rien de particulier.

On fait le diagnostic de cholécystite calculeuse chronique et l'on décide une intervention.

14 mars. Laparotomie par M. Routier, à travers le grand droit, sur la petite tumeur que l'on sent mieux sous le chloroforme ; on tombe sur une masse d'adhérences épiploïques qui cachent la vésicule ; en soulevant le bord inférieur du foie, on arrive à libérer ces adhérences et à dégager la vésicule que l'on sent alors bourrée de calculs ; elle est bosselée et comme moulée sur les concrétions. On la sépare du foie auquel elle est très adhérente et, après avoir bien garni le champ opératoire de compresses stérilisées, on l'incise ; il en sort un peu de liquide rougeâtre et un grand nombre de calculs de toutes dimensions (environ 70). On explore les voies biliaires et l'on ne trouve rien dans le cystique ni dans le cholédoque ; le cystique d'ailleurs est à peine perméable. On libère la vésicule des dernières adhérences qui la relient aux organes voisins et l'on place une double ligature au catgut sur le canal cystique ; section et thermocautérisation du moignon. Les parois de la vésicule sont dures par place, molles et friables en d'autres points. On place deux drains allant sous le moignon cystique, une mèche sépare le foyer de la cavité péritonéale, la paroi est fermée par quelques crins. Durée 40 minutes.

Le 15, la malade va bien, mais elle est inondée de bile, les ligatures du cystique ont cédé à la pression de la bile, ou bien ont coupé le cystique dont les parois étaient altérées ; tous les jours suivants, la bile coule en grande quantité ; la mèche est enlevée le 18, un drain le 24, l'autre le 29 ; la bile coule moins à partir de ce moment. Le 29, l'écoulement est tari ; ablation des crins.

12 avril. La malade sort bien guérie, cicatrice parfaite.

Revue en décembre 1901, la malade va très bien ; elle a quelques douleurs au niveau de sa cicatrice quand elle fait des mouvements un peu violents.

Les digestions sont très bonnes, elle a engraissé de 7 kilogrammes.

Revue de nouveau le 26 février 1902, en très bonne santé.

Obs. 2. — *Appendicite et cholécystite calculeuse. Appendicectomie et cholécystectomie. Guérison* (Personnelle).

Mme Mathilde B..., 32 ans, entre à l'hôpital Necker, dans le service de M. Routier, salle Foucher, n° 16, le 20 mars 1901, pour appendicite.

Réglée à 13 ans, elle a eu un accouchement normal, puis une fausse couche il y a 3 ans. Aucune maladie aiguë.

Il y a 8 ans, elle a eu pour la première fois une crise de coliques hépatiques peu intense, sans ictère. Depuis lors, elle a eu à plusieurs reprises les mêmes crises, mais jamais d'ictère.

En dehors de ces crises, elle souffre souvent dans l'hypocondre droit et à l'épigastre, elle attribue ces douleurs à de mauvaises digestions.

Il y a trois mois, elle a été prise de douleurs abdominales siégeant au niveau de la fosse iliaque droite, avec quelques vomissements ; mise au repos et à la diète, elle alla mieux au bout de quelques jours ; on fit à ce moment le diagnostic d'appendicite.

Nouvelle crise analogue les jours qui précédent son entrée à l'hôpital. A l'examen, on trouve de la défense musculaire dans la région de la fosse iliaque droite, avec douleur maxima au point de Mac Burney ; la palpation révèle également un peu de douleur dans la région de la vésicule ; il n'y a pas de fièvre, pas de symptômes d'occlusion, pas d'ictère. Rien dans les urines. On fait le diagnostic d'appendicite avec cholécystite calculeuse probable.

23 mars. Laparotomie sur le bord externe du muscle droit, mais un peu plus haut que l'incision ordinaire pour l'appendicite ; nous trouvons facilement l'appendice qui est gros, ecchymotique et contient du pus sanieux et sanglant ; ligature du méso, ligature de l'appendice à la base et section au thermocautère avec cautérisation de la petite cavité du moignon que l'on rentre dans le ventre.

On explore alors la vésicule mais avec difficulté, l'incision étant un peu basse, néanmoins on la sent remplie de calculs. L'incision est prolongée vers le haut et l'on arrive sur la vésicule pleine de calculs (23) et coudée, mais sans adhérences ; M. Routier l'attaque par son coude et, après l'avoir séparée du foie, l'enlève sans difficulté ; une ligature au catgut ayant été placée sur le canal cystique. L'exploration des voies biliaires les avait révélées libres. Un drain et une mèche sont placés au niveau du moignon, le reste de la paroi est suturé avec des fils de bronze d'aluminium. Durée 40 minutes.

Suites opératoires parfaites ; les jours suivants, la malade va bien, elle n'a pas eu de fièvre. Le 26 au soir, T. 38°,6, ablation d'une partie de la mèche, le pansement est un peu souillé de bile ; le lendemain 37°,6 ; le 28, ablation du drain et du reste de la mèche, il ne s'est plus écoulé de bile.

Le 31 mars, ablation des fils, réunion sauf en un point où il reste un petit orifice donnant un peu de sérosité. On fut obligé dans la suite (20 avril) de dilater cet orifice et d'y placer un petit drain, par où s'écoula un peu de sérosité, puis un catgut s'élimina et la fistulette se ferma très rapidement ; il est probable que cette petite fistule était entretenue par le catgut placé sur le cystique et qui ne s'était pas résorbé. D'ailleurs, la malade allait très bien depuis son opération.

Obs. 3. — *Lithiase biliaire avec coliques hépatiques répétées ; calcul de la vésicule. Cholécystectomie. Guérison* (Personnelle).

Mme Maria B..., femme V..., 54 ans, entre le 20 mai 1901 à l'hôpital Necker dans le service de M. Routier, salle Foucher. n° 8. Cette malade a été opérée d'appendicite le 23 février 1901 ; on ne sut pas à cette époque qu'elle avait eu des coliques hépatiques.

Elle revint consulter pour des douleurs dans l'hypochondre droit et raconta qu'elle souffrait de coliques hépatiques depuis 3 ans; certaines de ces crises ont été très violentes avec un peu de jaunisse; elles se sont rapprochées depuis un an, laissant dans leur intervalle la région de la vésicule un peu douloureuse. Dernière crise 8 jours avant l'entrée à l hôpital.

20 mai, la malade souffre de l'hypocondre, elle a maigri beaucoup; pas d'ictère, urines normales; à l'examen on ne trouve pas de tumeur biliaire, mais la région est douloureuse et il y a d'la défense musculaire.

24 mai, laparotomie latérale par M. Routier; la vésicule est cachée sous le foie, on y sent un gros calcul; libération facile de la vésicule qu'on attire dans la plaie, ligature au catgut sur le cystique et thermocautérisation; auparavant on explore avec soin le canal cholédoque sans rien trouver, mais la tête du pancréas paraît de consistance caoutchouc. Drain au niveau du moignon et mèche de gaze au-dessous du drain; suture de la paroi abdominale au fil de bronze d'aluminium.

28 mai, ablation du drain; la malade va très bien, elle ne souffre plus du tout.

31 mai, ablation des fils, réunion ; il n'a pas coulé de bile. Elle quitte l'hôpital le 13 juin avec une petite plaie superficielle en voie de cicatrisation.

Revue le 4 décembre 1901, en parfait état; elle a très bon appétit, plus aucun trouble digestif, ni constipation, plus de douleurs dans le ventre; la cicatrice bonne, nullement douloureuse. La malade a engraissé de plus de 10 livres et se porte, dit-elle, mieux que jamais.

Revue le 26 février 1902, très bien portante.

Obs. 4. — *Calcul de la vésicule et calculs du cholédoque; incision prolongée des voies biliaires, extirpation des calculs, cholécystectomie. Guérison* (1). — *Sept mois après, péritonite biliaire, laparotomie. Mort.* (Personnelle).

Mme C..., âgée de 42 ans, me fut envoyée le 8 juin pour une crise hépatique avec fièvre, elle avait 39°,2. Elle était vert bouteille, son ictère était très intense, ses matières étaient décolorées, ses urines très foncées contenaient cependant fort peu de pigments biliaires.

La défense musculaire au niveau de la région de la vésicule biliaire empêchait tout examen.

Après 10 jours de repos, la fièvre était tombée. toute la région de la vésicule était douloureuse, on devinait une masse dure au-dessous de la paroi; l'ictère persistait.

Le 18 juin je pratiquai la laparotomie à travers le muscle droit. comme je le fais depuis très longtemps; mon incision est parallèle à ses fibres, que je sépare par la sonde cannelée.

La vésicule, fort petite et difficile à trouver, contient un petit calcul; je détache cette vésicule et du foie et des intestins, en suivant le canal cystique, je finis par sentir fort loin, contre la colonne vertébrale, une ou deux nodosités qui se déplacent et me font l'effet de calculs.

Je prends alors la vésicule que je fends, je la lave et je suis la muqueuse, je dépasse un rétrécissement fibreux très net, puis, après un ou deux coups de ciseaux sur le canal, au delà du rétrécissement. je fais sortir par une marche rétrograde, en les pinçant entre les deux index profondément enfoncés, les quatre calculs que voici.

J'ai cru en avoir fait glisser un dans l'intestin.

Je n'ai rien suturé sur les voies biliaires; j'ai lié au catgut double la vésicule et le canal qui lui faisait suite, aussi loin que possible, et j'ai extirpé la vésicule très atrophiée.

Puis j'ai placé un gros drain avec deux mèches placées au-dessous comme un plancher isolant l'intestin. Elle a perdu de la bile au début en grande abondance: cet écoulement a cessé le 3 juillet. Elle est cicatrisée depuis le 10 juillet, jour où elle a quitté mon service.

Cette malade rentre dans le service le 14 janvier 1902; depuis son opération elle s'est bien portée pendant les premiers mois tant qu'elle ne se fatigua pas trop. Mais, lorsqu'elle reprit son travail, qui consistait à faire des ménages et à cirer une ou deux fois par semaine, elle ressentit des douleurs du côté droit du ventre, plus bas qu'avant son opération, surtout après avoir ciré. Au commencement de janvier, douleurs plus vio-

(1) La première partie de cette observation a été publiée par M. Routier, (*Bul. de la Soc. de Chirurgie*, 1901, p. 851).

lentes. Le 10 janvier, après avoir ciré toute la journée douleurs très vives dans le ventre avec vomissements bilieux ; les jours suivants l'état s'aggrave, douleurs généralisées à tout le ventre qui se ballonne, vomissements fréquents, arrêt des matières et des gaz. La malade n'entre salle Foucher que le 14 janvier avec tous les signes d'une péritonite. Empâtement dans la fosse iliaque droite, ventre très ballonné, rien au niveau de l'ancienne cicatrice ; pas d'ictère, à peine un peu de subictère des conjonctives, pas d'urines. — Diagnostic : appendicite.

Le 14 janvier, à 5 heures du soir, laparotomie latérale par M. Routier ; on tombe sur de la péritonite de toute la région avec un foyer très profond rétrocæcal ; l'appendice gros, congestionné, n'est ni perforé, ni gangréné. De ce foyer qui paraît remonter très haut s'échappe une grande quantité de liquide purulent un peu fétide, et qui ne paraît pas contenir de bile. Drainage, 3 drains, 2 mèches.

La malade, qu'on croyait ne pouvoir supporter l'intervention, se remonte, les vomissements diminuent, le lendemain elle rend des gaz. Le pansement est abondamment souillé de pus, puis de la bile ; un moment on pense à une perforation intestinale à cause de la fétidité. Le foyer d'ailleurs se draine mal ; la malade fait un peu de fièvre 38°,4, et meurt le 26 janvier, 12 jours après l'opération.

Autopsie : Rien au niveau de l'ancienne cicatrice, sous l'intestin le long et à droite de la colonne vertébrale, en avant du rein, infiltration de tous les tissus par un liquide jaune, avec des fausses membranes. Pas de perforation intestinale. Un calcul à facettes, laissé probablement lors de la première intervention, est enclavé dans l'ampoule de Water, qu'il ne ferme pas complètement ; un autre calcul ramifié à l'origine de la branche droite du canal hépatique. Le cholédoque est un peu dilaté ; les voies biliaires intra-hépatiques ne sont pas dilatées d'une façon appréciable. Pas de lésions du foie. On ne trouve pas trace du moignon cystique. Il n'y a ni ulcération, ni rupture du cholédoque, rien qui explique le passage de la bile. C'est au niveau du moignon ancien que le canal distendu s'est ouvert après des efforts répétés, on trouve la trace à la jonction du cholédoque et de l'hépatique.

Obs. 5. — *Cholécystite calculeuse chronique scléro-hypertrophique, avec péricholécystite. Cholécystectomie. Guérison (Personnelle).*

Marie F..., 39 ans, entre le 23 janvier 1902, salle Foucher, n° 11. Réglée 16 ans, mariée depuis 12 ans, elle a eu 8 enfants ; accouchements et suites de couches normaux. En 1888, à la suite d'une fausse couche, elle aurait eu une poussée de pelvi-péritonite qui dura 5 semaines.

C'est en 1887, à l'âge de 25 ans, avant toute grossesse, que la malade commence à souffrir au niveau du creux épigastrique. Les douleurs sur-

venaient après les repas et s'accompagnaient parfois de vomissements
alimentaires ou bilieux, et de tendances aux syncopes. A la même époque,
douleurs dans le dos, mais moins vives. Jamais la malade n'a eu d'ictère
à ces périodes douloureuses.

Les douleurs, en effet, n'étaient pas continuelles, mais revenaient par
crises durant 5 ou 6 heures, et se renouvelaient ainsi tous les mois ou
tous les deux mois.

Ces troubles furent attribués à une maladie d'estomac et l'on mit la
malade au lait et à l'eau de Vals.

A différentes reprises, les douleurs furent plus intenses, s'irradiant
dans l'hypochondre droit et s'accompagnant de fièvre ; ces crises plus
violentes n'ont guère lieu que depuis 15 à 18 mois.

Jamais la malade n'a eu de crises de coliques hépatiques, ni d'ictère, ni de décoloration des selles, et l'on ne pensa nullement à la lithiase biliaire.

Elle entre à Necker le 23 janvier, venant d'avoir une très forte crise
de douleurs, avec fièvre, et elle s'aperçoit qu'elle a une tumeur vers
l'ombilic ; pas d'ictère. Pendant trois jours, légère élévation de température le soir (38° à 38°,4). Les douleurs sont moins violentes une fois la
malade au repos, mais l'examen de la région les réveille et amène de la
défense musculaire empêchant de faire le diagnostic ; nous pensons
cependant à la vésicule biliaire, quoique la masse perçue soit très bas
située, près de l'ombilic.

Au bout de quelques jours, l'examen devient plus facile, la malade
souffrant moins, d'ailleurs la tumeur semble moins grosse. Pendant ces
quelques jours, l'examen des selles et des urines n'a rien révélé d'anormal ; la malade a été mise au lait avec un peu de glace sur le ventre. On
sent au-dessus de l'ombilic et à droite de la ligne médiane une tumeur
du volume d'une grosse orange, peu profonde, assez mobile, séparée du
foie qui descend à quatre travers de doigts au-dessous des fausses côtes.
Cette tumeur diminue peu à peu, et, quoique la malade n'ait pas d'antécédents lithiasiques nets, nous portons le diagnostic de cholécystite calculeuse avec poussée aiguë de péricholécystite.

4 février 1902. Notre maître M. Routier veut bien nous permettre
d'opérer cette malade ; nous incisons verticalement sur la tumeur à
travers le muscle droit de l'abdomen, depuis le rebord costal jusqu'à
10 centimètres au-dessous ; le péritoine ouvert nous arrivons sur le foie
un peu abaissé ; faisant récliner la lèvre interne de l'incision et relever
le bord inférieur du foie, nous apercevons un organe volumineux
appendu au foie et entouré d'un magma d'adhérences épiploïques ; le bord
hépatique est aussi relié par quelques adhérences à l'épiploon et au côlon.
Avec l'index nous explorons la vésicule que nous trouvons remplie de
calculs, et nous détachons très prudemment mais sans trop de difficultés
les adhérences ; les plus récentes cèdent facilement, il en est de plus an-

ciennes qui tiennent fortement mais que nous libérons néanmoins avec le doigt.

La vésicule étant détachée par en bas, nous plaçons deux compresses stérilisées pour séparer le foyer opératoire de la cavité péritonéale, puis nous séparons la vésicule du foie ; nous amorçons le décollement avec les ciseaux, puis libérons avec le doigt ; vers le col, le tissu hépatique est un peu entamé et saigne légèrement.

La vésicule libérée de toute part jusqu'au col, après avoir garni le champ opératoire de compresses aseptiques, nous l'amenons en dehors de la plaie pour l'ouvrir au niveau de son fond; il en sort du liquide jaunâtre et des calculs. L'index et le médius étant introduits dans le ventre, nous trouvons de gros calculs au niveau du col de la vésicule et de l'origine du cystique, nous tentons en vain de les ramener par expression. Les deux lèvres de la vésicule sont repérées avec des pinces, et nous faisons un lavage de la vésicule en cherchant avec les doigts à amener les calculs ; ceux-ci sont entraînés par le courant de liquide ; il en reste un volumineux à l'origine du cystique, nous l'énucléons avec les deux index.

Le foie est relevé, la vésicule un peu tirée, nous explorons en suivant le cystique les voies biliaires profondes et nous n'y trouvons rien d'anormal ; nous faisons contrôler cette exploration par M. Routier, qui reconnaît les voies biliaires perméables.

Nous poussons alors la libération de la vésicule jusqu'au cystique, mais avec quelques difficultés ; l'artère cystique est sectionnée et liée immédiatement ; une traction sur la vésicule pour placer un catgut loin sur le cystique, amène une déchirure au niveau du col, nous saisissons avec une pince la portion déchirée et un catgut est placé au delà ; cette ligature nous semble peu solide, mais nous n'en pouvons placer une seconde, la vésicule se déchirant circulairement, le moignon nous échappe presque. Excision de la vésicule au thermocautère et cautérisation du moignon.

Les compresses sont retirées et remplacées, on nettoie et assèche le foyer ; pas d'hémorragie, pas de suintement.

Nous plaçons une compresse pliée dans l'angle inférieur de la plaie, allant très profondément et protégeant la cavité péritonéale ; un drain va jusque sous le moignon cystique.

Le reste de la paroi abdominale est fermé avec deux fils de bronze d'aluminium (suture en un seul plan).

Pansement stérilisé. Durée 30 minutes.

Le soir, la malade va parfaitement; T. 37°,4, elle n'a pas eu de vomissements, grâce peut-être à la précaution que nous avons prise de lui faire respirer de l'oxygène après la chloroformisation.

La nuit est très bonne : la malade peut dormir.

3 février. Pansement un peu souillé de sang, mais pas de bile ; la

malade ne souffre pas; elle a rendu des gaz. T. 37°,4 matin et soir.

6 février. Le pansement est sec, on n'y touche pas ; la malade va très bien.

7 février. Lavement, garde-robe, pas de fièvre ; on donne à la malade du lait et de l'eau de Vichy.

La mèche est enlevée le 8 février, et le drain le 10 seulement ; nous ne les avons pas enlevés plus tôt, parce que nous craignions l'écoulement bilieux, n'étant pas sûr de notre ligature du cystique, qui cependant a tenu parfaitement.

A partir de ce moment la plaie se ferme rapidement ; le 15, il ne reste plus qu'une petite plaie superficielle ; le 20, il n'y a plus rien, la plaie est sèche.

Les suites ont été des plus simples, la température a varié entre 37° et 37°,4. L'état général est très bon, la malade a appétit et réclame à manger.

Elle se lève le 23 février et quitte l'hôpital le 27, parfaitement guérie.

La vésicule mesurait 14 centimètres de long sur 10 centimètres de circonférence à sa partie moyenne ; au niveau de son fond on trouve la paroi très épaissie (plus d'un centimètre en un point), très friable ; à ce niveau était retenu un calcul placé là comme dans une sorte de diverticule presque séparé de la cavité vésiculaire. Le reste de la vésicule est épaissi mais moins altéré, sauf au niveau du col où l'on trouve un épaississement assez considérable (6 à 8 millimètres). A ce niveau on trouve encore une sorte de diverticule dans lequel étaient logés des calculs, mais communiquant avec la cavité vésiculaire. Les calculs extraits sont au nombre de 68 ; ce sont des calculs blanchâtres à facettes, pas très durs. Revue le 8 mars en parfait état.

Obs. 6. — *Calculs de la vésicule. Cholécystectomie idéale. Tumeur de la rate. Enucléation. Guérison. Trois ans après, récidive de cette tumeur au niveau du rein. Néphrectomie. Guérison* (Inédite, due à M. ROUVIER).

E. H..., 42 ans, a eu trois enfants ; il y a 7 ans, crises de coliques hépatiques, rein flottant à droite.

Depuis 2 mois, une tumeur s'est développée à gauche, grosse comme une tête de fœtus, lisse, ronde, dure, mobile ; on la fait monter et se cacher derrière les fausses côtes, on la fait descendre jusqu'au-dessous de l'ombilic. Urines claires, 1 litre par 24 heures. Diagnostic incertain ; s'agit-il du rein ?

24 juin 1897. Laparotomie médiane, déchirure du feuillet d'épiploon qui la recouvre, énucléation de cette tumeur : c'est une sorte de boule sans pédicule, mais adhérente à une petite rate qui n'a pas plus de 5 centimètres de diamètre ; peu ou pas de vaisseaux. La vésicule, pleine de liquide incolore, ne peut se vider par pression, elle contient vers son

col des calculs que je fais refluer vers la vésicule ; ligature avec deux catguts, section au thermocautère. Pédicule rentré. Suture au crin d'une très mauvaise paroi éventrée déjà.

26 juin. Selles et gaz.

28 juin. Selles et gaz ; langue sale, état malingre.

2 juillet. Ablation des crins, réunion. Guérison.

On n'a jamais su dire ce qu'était cette tumeur.

Revue le 23 février 1898, la malade va parfaitement ; son ventre est souple partout ; de même le 5 février 1899.

Elle revient le 9 avril 1900 avec une tumeur ronde comme une orange à gauche de l'ombilic.

29 mai. Anesthésie ; je ne sens d'abord plus la tumeur, puis je la retrouve sous les côtes. Laparotomie sur l'ancienne cicatrice. Sous la séreuse j'incise une tumeur ronde du volume du poing ou plus grosse ; avec quelques ligatures au catgut, je me débarrasse de l'épiploon et des grosses veines, et la tumeur vient, mais en attirant le rein qui est petit.

L'adhérence est telle que pour avoir la tumeur je dois entamer le rein et je l'enlève parce qu'il semble qu'une plaque grise soit un envahissement. Ligature du pédicule au catgut. Suture de la paroi avec des crins. Guérison parfaite.

L'examen histologique de cette tumeur a montré qu'il s'agissait d'un lympho-sarcome dont le point de départ doit être recherché dans les organes lymphatiques de la région, peut-être dans la rate ou dans une rate surnuméraire, ou plus simplement dans les ganglions.

Revue fin février 1902, cette malade est en parfait état ; les fonctions digestives sont bonnes, elle ne souffre plus.

OBS. 7. — *Cholécystite calculeuse. Cholécystectomie. Guérison.* (Inédite, due à M. ROUTIER.)

Mme R. L..., 29 ans, a eu, en mars 1896, étant enceinte, une crise de coliques hépatiques, avec douleurs caractéristiques, subictère, fèces décolorées, 4 ou 5 crises pendant sa grossesse. Trois jours après son accouchement, crise hépatique ; crises nouvelles le 25 et le 30 juin.

Ictère, pigments biliaires et traces d'albumine dans les urines ; le foie n'est pas gros ; on sent une tumeur aux lieu et place de la vésicule.

18 juillet 1897. Laparotomie latérale ; la vésicule dure et volumineuse descend verticalement, dépassant de beaucoup le bord tranchant du foie ; au sommet, adhérence épiploïque, ligature, libération.

On libère du foie la vésicule pleine de calculs, puis on l'ouvre pour faire sortir les calculs, énucléant ceux-ci aussi loin qu'on peut atteindre. Ligature au catgut et à la soie ; thermocautérisation ; deux drains, mèche de gaze, suture au crin.

78 calculs dans la vésicule, dont les parois ont 5 millimètres d'épaisseur.

17 juillet. Ablation des drains.

19, ablation des mèches.

26, ablation des crins ; il s'écoule un peu de bile jusqu'au 28.

27 octobre. Tout s'était cicatrisé, mais il s'est ouvert un abcès ; dilatation de la fistule et le 8 novembre on enlève deux grosses soies.

Nous avons revu cette malade le 23 février 1902, elle est en très bonne santé ; elle n'a jamais souffert ; elle a bon appétit, elle digère bien et n'est pas constipée. Sa cicatrice est très solide et elle n'en souffre pas. Elle a engraissé après son opération, mais surtout depuis 18 mois.

OBS. 8. — *Calculs de la vésicule biliaire avec liquide purulent. Cholécystectomie. Ablation d'une tumeur de la cuisse gauche. Guérison. (Inédite, due à M. ROUTIER.)*

Mlle J. G..., 27 ans, choriste, a eu la fièvre typhoïde à 13 ans et une péritonite suite de fausse couche à 19 ans ; en 1898, accouchement à 8 mois.

Entre à Necker, salle Nélaton, n° 8, pour une tumeur du volume d'une mandarine, sessile mais faisant saillie à la face externe de la cuisse gauche ; cette tumeur aurait débuté par un bouton qui aurait peu à peu augmenté. Il y a six mois, hémorragie après un léger traumatisme. La peau fait partie de la tumeur ; il n'y a pas de varices profondes, pas de ganglions. Elle a été soignée par l'électrolyse.

Je trouve en plus une tumeur de la vésicule biliaire très appréciable ; vu son âge, ses coliques hépatiques antérieures, je pense à des calculs.

28 avril 1899. Elle est purgée, ce qui lui donne une forte crise de coliques hépatiques.

29 avril. Laparotomie latérale, la vésicule biliaire découverte est ponctionnée, il s'écoule un liquide incolore d'abord, puis purulent et trois gros calculs. Extirpation de la vésicule, ligature avec trois catguts, thermocautérisation après exploration négative du cholédoque ; on place deux drains et une mèche et l'on suture la paroi au crin.

Ablation de la tumeur de la cuisse, suture au crin et au catgut ; à la coupe, tissu dense, grisâtre avec deux cavernes sanguines.

1er mai. Suppression d'un drain et de la moitié de la mèche.

3 mai. Suppression du 2e drain.

5 mai. Suppression de la mèche.

10 mai. Ablation des sutures de la cuisse, le catgut n'était pas résorbé.

12 mai. Ablation des sutures du ventre. Guérison.

OBS. 9. — *Calculs de la vésicule et du canal cystique. Cathétérisme des voies biliaires. Cholécystectomie. Guérison (Inédite, due à M. ROUTIER).*

Mlle Bl. T..., 28 ans, femme de chambre, réglée à 13 ans, toujours bien

portante ; soignée pour de la gastralgie depuis un an, elle a eu il y a
3 mois une crise de coliques hépatiques, suivie bientôt de cinq autres ;
la dernière est du 8 mai. Elle est ictérique avec marques de grattage sur
tout le corps ; selles blanches, argileuses, vomissements bilieux.

23 mai 1899. Laparotomie à travers le grand droit, la vésicule est peu
distendue, mais adhérente ; loin vers la gauche, on sent une chaîne de
calculs. Libération de la vésicule très difficile, je l'ouvre, il en sort de la bile
et des calculs petits et moyens nombreux ; je suis le canal et l'ouvre centimètre par centimètre pour en faire sortir les calculs qui sont comme
dans des étranglements moniliformes. Quand j'ai retiré tous les calculs,
une sonde va très loin, libre, dans l'intestin, je pense ; à côté, orifice
qui laisse couler de la bile et qui doit être l'hépatique ; extirpation de la
vésicule.

Sonde Nélaton nº 20, dans ce que je crois être le cholédoque ; mais il
vient de la bile par la sonde ; un drain enfoncé dans l'autre canal donnant aussi de la bile ; trois gros drains et deux mèches sont placés dans
la plaie ; un crin sur la paroi.

27 mai. Il a coulé du lait qu'elle buvait, par le sonde que j'ai cru mettre
dans le cholédoque, ce qui en est la démonstration.

2 juin. Il coule encore de la bile.

7 juin. Il ne reste ni mèche ni drain.

12 juin. La malade a eu hier 39°, n'ayant jamais eu de fièvre, pourquoi ?

19 juin. Perd beaucoup de bile ; eschare au sacrum, qui va mieux, état
général bon.

3 juillet. Petite fistule par où coule toujours de la bile, mais bon état
général ; la malade se lève, marche. Sort guérie mais non complètement
cicatrisée.

Obs. 10. — *Cholécystite calculeuse, oblitération du canal cystique dont
on ne peut retrouver l'orifice. Cholécystectomie. Guérison* (Inédite, due
à M. Routier).

Mme Yvonne P..., 27 ans, infirmière, entre salle Foucher, le 4 novembre 1899 ; a fait une fausse couche en août 1899 : en septembre première
crise de coliques hépatiques durant trois semaines.

Il y a quinze jours, la malade ressent une violente douleur dans l'hypochondre droit ; pas de vomissements, pas de constipation ; selles décolorées depuis quatre ou cinq jours ; urines normales, pas d'ictère.

Tumeur allongée aux lieu et place de la vésicule.

23 novembre 1899. Laparotomie à travers le muscle droit ; la vésicule
est rouge, épaissie, grosse comme une petite aubergine. Je la détache, je
l'ouvre, il s'en échappe de la sérosité louche, un gros paquet fibrineux

qui est comme le moule de la cavité et 21 calculs blancs, à facettes, dont un du volume d'une très grosse noix.

Ligature en masse de la vésicule vers son col, section au thermocautère, un drain et une mèche dans la plaie, deux crins sur la paroi.

La vésicule a ses parois épaissies, rouges, elle est granulée à l'intérieur ; on y mettait trois doigts. Je ne puis trouver ce qui pouvait être l'orifice du canal cystique (1).

1er décembre. Ablation de la mèche.

5 décembre. Ablation des trois quarts du drain dont le reste est supprimé le 8.

11 décembre. La malade sort parfaitement cicatrisée et guérie.

Cette malade est morte le 20 février 1901 de *tuberculose pulmonaire*, ayant débuté avant l'opération ; elle n'avait plus souffert du ventre et s'était bien portée pendant les premiers mois qui suivirent son opération.

Obs. 11. — *Cholécystite calculeuse. Cholécystectomie idéale. Mort par péritonite généralisée partie du moignon* (Inédite, due à M. ROUTIER)

Mme Solange R..., 46 ans, concierge, entre salle Foucher, le 12 février 1900. Réglée à 14 ans, mariée à 19, accouchement normal. Depuis 15 ans souffre de coliques hépatiques.

8 février 1900. Crise de coliques ; la malade se purge et rend de nombreux graviers ; vomissements bilieux abondants.

11 février. Le Dr Thomas constate l'existence d'une masse dure douloureuse à droite.

En effet, il existe une masse en boudin énorme descendant dans la fosse iliaque douloureuse. Cancer ou vésicule ? La douleur, la forme me font dire cholécystite.

17 février. Incision à travers le droit sur la tumeur ; c'est la vésicule grosse et longue comme une belle aubergine. Je libère les adhérences épiploïques, puis je la sépare du foie et je place deux ligatures au catgut aussi loin que possible ; section au thermocautère. Suture de la paroi au crin.

Énorme vésicule de 16 centimètres sur 5, contenant un liquide clair et une infinité de calculs du volume d'un grain de chènevis à une noisette. Orifice très petit, fait communiquer avec le cholédoque. Les parois sont épaisses de 4 à 6 millimètres.

21 février. La malade meurt subitement sans avoir eu plus de 37°. Péritonite généralisée partie du moignon de la vésicule. J'ai eu le tort de ne pas drainer.

(1) La pièce a été présentée à la *Société de chirurgie* (1900, p. 249).

Obs. 12. — *Cholécystite calculeuse. Cholécystectomie. Mort* (Inédite, due
à M. ROUTIER).

Mme Julie Ch..., 44 ans, entre salle Foucher, le 24 janvier 1901. Elle
souffre depuis longtemps de l'estomac ; il y a 2 mois, à la suite d'une
contrariété, douleur épigastrique plus forte, perte d'appétit.

Douleurs en crises s'irradiant entre les omoplates ; pas de vomissements, pas de méléna ; dégoût pour la viande.

Tension de toute la paroi qui rend la palpation illusoire, on sent à
l'ombilic une large induration ?

Très amaigrie depuis 2 mois, teinte jaune.

31 janvier. Laparotomie sus-ombilicale, la colonne vertébrale fait
saillie et c'est ce que l'on sentait. Rien à l'épiploon, ni à l'estomac, ni à
l'intestin, mais vésicule biliaire pleine de calculs. Je l'enlève après avoir
placé sur le cystique deux catguts et je laisse un drain et une pince sur
l'artère. Suture de la paroi au crin.

2 février. Mort ; la malade s'est éteinte sans la moindre réaction. A
l'autopsie, rien n'explique la mort, il n'y a pas d'épanchement, pas de
rougeur de l'intestin ni du péritoine ; le cœur est flasque. Rétrécissement de la première portion du duodénum, aspect normal, pas d'induration, pas de coloration.

Obs. 13. — *Cholécystite calculeuse chronique. Cholécystectomie. Guérison*
(Inédite, due à M. J.-L. FAURE).

Mme G..., 47 ans, concierge, présente des accidents lithiasiques depuis
20 ans. Entre à la Charité avec une tumeur vésiculaire et des douleurs
dans l'hypochondre droit.

22 octobre 1900. Incision sur le bord externe du grand droit ; on trouve
une vésicule longue, sans adhérences, assez facile à détacher du foie.
Ligature du canal cystique, excision de la vésicule qui est très épaisse
et enflammée, et contient 55 calculs. Guérison sans incidents.

Obs. 14. — ADLER. — *Cholécystite calculeuse. Cholécystectomie. Guéri-*
son (résumée). (*Réunions libres des chirurg. de Berlin*, 11 juillet 1891.)

Homme de 37 ans, sujet à des crises de coliques hépatiques depuis
un an et demi ; depuis quelque temps, crises tous les jours durant
2 ou 3 heures. Sur la ligne mammaire droite, tumeur mobile, molle dans
l'intervalle des attaques, douloureuse à la pression.

Incision en T, mise à nu de la vésicule biliaire dans laquelle on sent
plusieurs corps durs. Après incision du fond, on retire deux calculs,
mais comme on sent encore quelques indurations, on extirpe toute la

vésicule. L'hémorrhagie du foie est arrêtée par quelques sutures.

Les suites opératoires se compliquent de vomissements, de météorisme, mais tout se calme au cinquième jour.

Ablation des fils le quinzième jour; guérison en cinq semaines.

Obs. 15. — BROCA. — *Cholécystite calculeuse. Calculs du cystique. Cholécystectomie. Guérison* (résumée). (*Gaz. hebd.*, 1894, p. 371.)

Femme de 28 ans, de bonne santé habituelle, consulte pour des coliques hépatiques subintrantes depuis 18 mois, époque à laquelle elle a accouché. Les douleurs occupaient l'hypochondre droit et n'irradiaient pas vers l'épaule. Elles étaient extrêmement violentes et survenaient avec une grande fréquence, si bien que la malade était à peu près confinée au lit ; dès qu'elle reprenait une vie un peu active, les crises se multipliaient. Amaigrissement, dyspepsie et perte d'appétit.

En présence de ces symptômes et malgré l'absence d'ictère on fit le diagnostic de coliques hépatiques.

21 septembre 1893. Laparotomie sur le bord externe du droit : la vésicule apparaît libre de toute adhérence ; on sent dans le canal cystique deux calculs que l'on fait rétrograder jusque dans la vésicule ; rien du côté du cholédoque. Incision de la vésicule, issue de deux petits calculs jaunes, du volume de deux gros pois. La vésicule dont la paroi était épaissie et la muqueuse rouge et tomenteuse fut isolée avec le doigt, ce qui fut facile, car elle n'était unie au foie que par un petit méso. En arrivant à l'extrémité du cystique, on sent un troisième calcul que l'on fait rétrograder comme les deux autres ; ligature du cystique à la soie. Cautérisation du pédicule, drainage et suture de la paroi.

Suites des plus simples ; guérison au bout de 3 semaines.

Revue en février 1894, la malade n'a plus eu une seule crise douloureuse, l'appétit est bon, les forces sont revenues, elle a notablement engraissé.

Obs. 16. — CALIARI. — *Cholécystite calculeuse chronique. Cholécystectomie. Guérison* (résumée). (*Rif. medica*, 13 février 1894.)

Femme de 34 ans, se plaignant de coliques violentes siégeant surtout dans l'hypochondre droit et la région épigastrique. Les urines sont normales, les selles colorées ; le ventre est douloureux au palper. On pense à un rein mobile ou à la vésicule remplie des calculs. Laparotomie ; la tumeur est formée par la vésicule remplie de calculs, il n'y en a pas dans le cystique. Lavage de la vésicule, exploration des voies biliaires qui sont libres. Ligature du cystique, extirpation de la vésicule. Guérison.

Obs. 17. — DELÉTREZ. — *Cholécystite calcule use scléro-hypertrophique.* *Cholécystectomie idéale. Guérison* (résumée). (*An. de la Soc. belge de chir.,* 1896, p 64.)

Femme de 48 ans, entre en janvier 1896, à l'hôpital, pour une tumeur douloureuse de l'hypochondre droit ; son affection aurait débuté en décembre 1895 par des crises douloureuses qui seraient devenues de plus en plus fréquentes ; pas d'ictère ni de décoloration des matières pendant les accès. Bientôt apparaissent une petite tumeur dans l'hypochondre droit, près de la ligne médiane, et des troubles digestifs, digestion difficile, alternatives de constipation et de diarrhée ; l'état général est peu altéré.

7 janvier 1896. Laparotomie exploratrice ; incision verticale sur le bord du droit. La tumeur est constituée par la vésicule biliaire qu'on libère de ses adhérences au foie et au côlon ; des calculs sont enclavés au niveau du col. Exploration du cholédoque et du cystique, isolement de ce dernier qu'on sectionne entre deux ligatures, lavages du moignon, mise en place de l'épiploon. Le ventre est refermé sans drainage ni tamponnement.

Suites excellentes ; les douleurs disparurent dès le lendemain ; 17 janvier, ablation des fils ; 25 janvier, la malade quitte l'hôpital bien guérie.

La vésicule se présente sous les apparences d'un gros boudin blanc de 46 centimètres de long sur 5 de diamètre ; elle contient un liquide gélatineux incolore et 10 calculs jaune clair tétraédriques, à facettes régulières, gros comme des noisettes, formés de cholestérine. La paroi de la vésicule est très épaissie du fait de la prolifération du tissu sous-muqueux ; les cellules épithéliales, au lieu d'affecter le type d'épithélium cylindrique à plateau canaliculé, sont devenues pavimenteuses.

Obs. 18. — DEPAGE. — *Obstruction du cystique par un calcul ; tumeur biliaire. Cholécystectomie. Guérison* (résumée). (*An. de la Soc. belge de chir.,* 1895.)

Femme de 51 ans, portant dans l'hypochondre droit une tumeur du volume d'un œuf, s'accompagnant de douleurs sans ictère et ayant donné lieu à de l'amaigrissement.

La laparotomie montre qu'il s'agit de la vésicule biliaire volumineuse, dans laquelle on perçoit un calcul ; un autre est senti dans le canal cystique. Ablation de la vésicule après ligature du canal au delà du calcul.

Guérison sans incident au bout de 15 jours.

L'examen de la vésicule montre près du col un autre calcul enclavé dans une dilatation.

Obs. 19. — *Duret.* — *Douleurs dans la région hépatique depuis six ans.*
Cholécystite scléreuse sans ictère. Cholécystectomie. Calcul de cholesté-
rine enclavé. Guérison (résumée). (Congrès de chir., 1892, et Th. de
Souville, 1895.)

Femme de 36 ans, a fait plusieurs séjours à l'hôpital pour des douleurs
dans la région hépatique et des crises.

Elle souffre ainsi depuis 6 ans, a une inappétence absolue et des troubles
digestifs continuels; n'a jamais eu d'ictère. Sous le chloroforme, on sent
un empâtement dans la région de la vésicule, mais pas de tumeur. La
malade est incapable de travailler.

Laparotomie; on trouve ensevelie, sous une masse épiploïque indurée,
la vésicule épaissie, dure, n'ayant pas plus de la moitié de son volume
normal. Fixation de la vésicule à la paroi et cholécystectomie. On extrait
par lithotritie, avec des pinces, un calcul de cholestérine verdâtre du
volume d'une grosse noix. Fistule biliaire avec écoulement pendant un
mois.

Guérison absolue, constatée 2 ans après l'opération. Santé excellente,
plus de douleur.

Obs. 20. — *Duret.* — *Cholécystite calculeuse avec péricholécystite. Dou-*
leurs anciennes. Cholécystectomie, 150 calculs. Guérison (in Th. de
Souville, 1895).

Femme de 25 ans, 3 grossesses. Depuis 2 ans, dans la région hépatique,
douleurs très fortes qui apparaissent par crises, débutent dans la région
et s'étendent à tout l'abdomen. Jamais de crises hépatiques ou néphréti-
ques. Pas d'ictère. Tuméfaction mal limitée, du volume du poing, occupant la région de la vésicule. On pense à une péricholécystite scléreuse.

3 avril 1894. Laparotomie sur le bord du droit; coude droit du côlon
soudé à la vésicule par des adhérences qui fixent également les deux
organes à la face inférieure du foie; ces adhérences très dures obligent
à sculpter la paroi épaissie de la vésicule pour la séparer des parties voisines et à intéresser le parenchyme hépatique. Écoulement sanguin assez
abondant. Suture de la vésicule près de son col à la paroi. Incision du
fond de la vésicule; il ne s'écoule pas de liquide en quantité appréciable;
paroi bien épaissie (6 à 8 millimètres); la muqueuse est aussi augmentée
de volume. La cavité est comblée par une quantité très considérable (150)
de petits calculs polyédriques du volume d'un pois. Résection des 3/4 de
la vésicule. Sutures.

Un essai immédiat de cathétérisme des voies biliaires ne réussit pas;
mais, quelques jours après, on peut faire pénétrer de 21 centimètres une

sonde en gomme du calibre 12. Pendant un mois, la fistule laisse écouler des flots de bile; mais la malade ne souffre plus et mange bien. On ferme, quelques semaines plus tard, la fistule par avivement et suture des bords, et, quinze jours après, la malade sort complètement guérie. Les douleurs n'ont plus reparu depuis.

OBS. 21. — DURET. — *Cholécystite scléreuse très épaisse. Cholécystectomie. Extraction de nombreux calculs en plusieurs séances. Guérison. (Congrès fr. de chir.*, 1897, p. 513.)

L...., Julie, 38 ans, ménagère, n'a pas d'autres antécédents morbides que des crises hystéro-épileptiques; a eu 9 enfants.

Le 24 juillet 1894, crise subite de violentes coliques hépatiques. Le lendemain, on crut constater une petite tumeur mobile dans la partie supérieure du ventre; elle n'a pas changé depuis.

Reprend ses occupations, souffre constamment du côté droit du ventre.

Elle perd l'appétit, ne mange plus, s'affaiblit, maigrit.

On sent à droite de l'ombilic, sur le bord tranchant du foie, une petite bosselure arrondie, rénitente, du volume d'une grosse noix, qui semble se continuer avec le foie augmenté de volume.

On diagnostique une cholécystite scléreuse avec hypertrophie du foie.

27 octobre. Fixation de la vésicule à la paroi, on l'ouvre et on en retire avec peine 5 à 6 calculs à facettes du volume d'une lentille à une amande. La vésicule très rétractée, très scléreuse et très petite, adhérente au côlon et à l'épiploon, avait été amenée avec peine à la paroi. Tentatives vaines de cathétérisme, il semble qu'il reste des calculs dans le canal cystique; gros drain dans la vésicule. Suture de la paroi.

Pas de fièvre jusqu'au 2 novembre.

A ce moment, injection d'eau boriquée par le drain pour rétablir la perméabilité des voies biliaires. Grand frisson, T. 39°,8; les jours suivants la température oscille entre 37 et 38; les voies biliaires restent fermées.

Quelques jours après, sous le chloroforme, dilatation de l'orifice biliaire et extraction à la curette de 7 à 8 calculs cuboïdes, dont plusieurs ont le volume d'une grosse noisette. Pas de fièvre.

Quelques jours plus tard, on retire encore 6 à 8 gros calculs.

Mais, comme la malade ne souffre plus, bien qu'il ne s'écoule pas de bile, sans doute parce que le canal cystique est oblitéré, on laisse refermer la plaie. Vers la fin de décembre, la malade part, guérie de ses douleurs et de sa fistule. Sa santé est depuis restée très satisfaisante.

OBS. 22. — DURET. — *Lithiase biliaire sans tumeur. Cholécystectomie. Guérison* (résumée). (*Congr. fr. de chir.*, 1897, p. 514).

B..., Marie, cuisinière, eut en mars 1897 des douleurs dans la région hépatique et une jaunisse qui dura 6 jours; elle fut malade 3 semaines environ. Au commencement de juin, nouvelles douleurs hépatiques et jaunisse pendant quelques jours.

3 juillet. Au palper, douleur très accusée dans la région de la vésicule biliaire, au niveau du bord externe du muscle droit, mais la contracture musculaire ne permet de sentir aucune tumeur.

5 juillet 1897. Incision de 18 centimètres parallèle au bord interne du muscle droit; les anses intestinales adhèrent à la face inférieure du foie et à la vésicule par des lames fibreuses assez résistantes. On les décolle peu à peu et avec peine. Au milieu d'elles, on découvre la vésicule, jaunâtre, bosselée, très profondément située sous le foie, retractée sur des calculs. En essayant de décoller la vésicule, sa paroi se déchire longitudinalement et 2 ou 3 calculs du volume d'une lentille s'échappent.

On achève alors de l'ouvrir; pas de liquide, on en extrait 20 calculs, dont 2 gros comme la phalange du pouce, quadrilatères comme des pavés; ils mesurent 2 centimètres carrés sur 1 centimètre d'épaisseur.

On fixe avec peine le péritoine pariétal avec une suture à la soie fine au collet de la vésicule. On en résèque une partie. Cathétérisme des canaux biliaires. Drainage, suture de la paroi.

Guérison sans incidents; la fistule ne donne un écoulement que les premiers jours et il est peu abondant. Guérison complète en 3 semaines.

Obs. 23. — Gérard-Marchant. — *Cholécystite calculeuse scléro-hypertrophique. Cholécystectomie idéale. Guérison* (Bul. de la Soc. de chir., 1896, p. 388).

Femme de 37 ans, bien portante jusque dans les derniers temps qui précédèrent son entrée à l'hôpital. Depuis mars 1892, digestions pénibles malgré la conservation de l'appétit, amaigrissement notable.

En août 1892, pour la première fois, vomissements alimentaires et bilieux deux ou trois heures après le repas, accompagnés de tiraillements dans l'hypochondre droit qui obligent la malade à marcher courbée.

Jamais de colique hépatique, ni d'ictère.

On constate, à son entrée à l'hôpital (11 octobre 1892), dans l'hypochondre droit, une tumeur du volume d'une orange, régulière et de consistance assez dure. On ne peut la délimiter d'une façon précise, cependant, en bas, elle reste à quatre travers de doigt au-dessus de l'épine iliaque antéro-supérieure droite, en dedans à deux travers de doigt de la ligne verticale passant par l'ombilic; en haut elle se continue avec le foie.

La matité de la tumeur se continue avec celle du foie; la palpation profonde est un peu douloureuse.

La tumeur se déplace de haut en bas en suivant les mouvements respiratoires, mais on ne peut lui imprimer des mouvements de latéralité.

Diagnostic incertain; les symptômes de la lithiase faisant défaut, on hésite entre un kyste hydatique de la face inférieure du foie et un calcul de la vésicule.

27 octobre. Laparotomie latérale exploratrice. Une incision de 8 centimètres conduit sur une vésicule contenant un gros calcul.

La vésicule, peu adhérente, est facilement libérée et sectionnée entre deux ligatures au niveau de son col ; ses parois très épaisses mesurent plus de 1 centimètre. Cet épaississement est fibreux, purement inflammatoire. Le calcul, contenu presque à sec dans la vésicule, est noir ; il a une forme ovoïde et pèse 18 grammes ; il mesure $5^{cm},5$ sur $2^{cm},5$.

Fermeture de la plaie abdominable sans drainage. Le 4 novembre premier pansement, réunion idéale. Guérison sans incident.

OBS. 24. — GÉRARD-MARCHANT. — *Cholécystite calculeuse scléro-hypertrophique avec hépatoptose partielle. Cholécystectomie idéale. Guérison* (*Bul. de la Soc. de chir.*, 1896, p. 389.)

Catherine R..., 45 ans, a eu pour la première fois, il y a trois ans, des crises de douleurs dans l'hypochondre droit ; ces douleurs survenant habituellement après le repas étaient très violentes et forçaient la malade à prendre le lit où elle gardait une position fléchie. La durée de ces crises était d'une journée en moyenne. Espacées pendant la première année de deux à trois mois, ces crises devinrent de plus en plus fréquentes, deux ou trois fois par mois les derniers temps. Jamais de vomissements pendant les accès, pas d'ictère.

A son entrée, la matité hépatique s'étend sur une hauteur de 17 centimètres. Dans la région de la vésicule, on sent une tumeur dure, arrondie, descendant très bas vers la fosse iliaque.

Diagnostic : calcul de la vésicule avec lobulation partielle du foie.

La laparotomie latérale permet d'arriver sur une vésicule biliaire volumineuse avec hépatoptose partielle du foie. Cholécystectomie idéale après ligature du pédicule sur un point résistant.

Cette vésicule à parois très épaissies contenait 40 calculs polyédriques remplissant sa cavité.

Suites opératoires des plus simples, guérison.

OBS. 25. — GIBSON. — *Cholécystite calculeuse chronique avec poussée aiguë. Cholécystectomie. Guérison* (résumée). (*Med. Rec.*, 1900, p. 977.)

Femme 22 ans, atteinte de cholécystite chronique, est opérée pour une poussée de cholécystite aiguë. Laparotomie ; la ponction ramène un liquide purulent. Cholécystectomie sans ouverture de la vésicule qui est adhérente ; dissection facile. Ligature du cystique, suture et enfouissement du moignon; tamponnement de la cavité à la gaze, suture de l'abdomen sauf à l'un des angles pour le passage du drain.

Guérison sans incident, pas de suintement.

La vésicule contenait un gros calcul et de nombreux petits.

Obs. 26. — GIORDANO. — *Lithiase biliaire. Cholécystectomie. Guérison* (résumée). (*Centr. für Chir.*, 1899, p. 786.)

Femme présentant des crises de coliques hépatiques; laparotomie, calculs de la vésicule, cholécystectomie. Rien de particulier dans les suites opératoires. Guérison.

Obs. 27. — KEHR. — *Cholécystite calculeuse ancienne avec adhérences et perforation de la vésicule. Cholécystectomie. Guérison* (résumée) (*Deut. Zeit. f. Chir.*, 1894, p. 321.)

Femme 31 ans, souffre de coliques hépatiques depuis huit ans. Appétit bon dans l'intervalle des crises, constipation, ictère de temps à autre, céphalée. Les coliques sont typiques, mais l'examen objectif ne révèle rien, si ce n'est de la douleur dans la région vésiculaire; il n'y a pas de tumeur, le foie n'est pas augmenté de volume.

14 juin 1893. Laparotomie à travers le muscle grand droit; le bord inférieur du foie adhère à l'épiploon au niveau de la vésicule. On sectionne les adhérences pour voir la vésicule biliaire dont la surface inférieure est adhérente au pylore sur une étendue de 3 centimètres; il est très difficile de sectionner cette adhérence, la vésicule est déchirée en deux endroits, laissant échapper des calculs gros comme des grains de plomb. A un endroit, un calcul du volume d'un pois est incrusté dans la paroi intestinale, on l'enlève.

La vésicule dégénérée, rétrécie, renferme quelques calculs du volume d'une cerise; un trou provoqué par la section d'une adhérence se trouve au niveau du col, et à cet endroit les parois sont infiltrées de pus. Ne pouvant fermer cette ouverture, la cholécystostomie est contre-indiquée et l'on fait la cholécystectomie; la vésicule est séparée facilement du foie, la ligature du cystique est également facile. Fermeture de l'abdomen (on ne parle pas de drainage), pansement. Durée 1 heure et demie.

Suites parfaites, guérison rapide; la malade sort le 20e jour ayant augmenté de 4 livres.

Il s'agissait d'une cholécystite calculeuse ancienne avec adhérences, perforation de la vésicule au niveau d'un calcul, sans péritonite à cause des adhérences. L'auteur insiste beaucoup sur le rôle des adhérences comme causes des douleurs.

Obs. 28. — KEHR. — *Cholécystite calculeuse avec péricholécystite. Cholécystectomie. Guérison (résumée). (Deut. Zeit. f. Chir., 1894, p. 321.)*

Femme 32 ans, souffre depuis 18 ans à la suite d'une péritonite circonscrite à la région hépatique. Depuis le mois de mai, garde le lit avec des douleurs continuelles. On ne trouve rien à l'examen, sauf de la douleur à la pression au niveau de la vésicule. Le foie n'est pas augmenté de volume, il n'y a pas de tumeur, pas d'ictère. La malade marche courbée en avant.

Opération le 31 mai 1893. Adhérences multiples entre l'épiploon, le bord inférieur du foie et la vésicule remplie de calculs. La section de ces adhérences donne lieu à une ouverture de l'intestin et de la vésicule ; il s'agissait d'une fistule guérie. On ferme l'intestin et l'on extirpe la vésicule dont les parois sont malades et très friables ; elle contient 32 calculs dont 6 assez gros. Dans l'épiploon, on voit plusieurs calculs du volume d'un pois, on n'y touche pas. La surface du foie saignant beaucoup est suturée autant que possible. Fermeture de l'abdomen. Durée : 1 h. 20.

Pas de réaction fébrile, la malade se lève le 12e jour, quitte la clinique le 24e ; les douleurs ont disparu, l'appétit est très bon, la malade a engraissé.

Obs. 29. — KEHR. — *Cholécystite calculeuse. Cholécystectomie. Guérison (résumée). (Deut. Zeit. f. Chir., 1894, p. 321.)*

Femme de 39 ans, présentant des douleurs au niveau de la vésicule. Laparotomie ; calculs de la vésicule avec, au niveau du col, ulcération grande comme une pièce de 50 centimes avec réaction inflammatoire. Cholécystectomie. Ligature facile du cystique. Suture du moignon, pas d'hémorrhagie. Fermeture de l'abdomen. Guérison.

Obs. 30. — KEHR. — *Cholécystite calculeuse avec péricholécystite. Cholécystectomie. Guérison (résumée). (Deut. Zeit f. Chir., 1894, p. 321.)*

Homme de 54 ans, disant avoir eu en 1882 une appendicite, pour laquelle il resta au repos pendant 6 semaines. De 1883 à 1886, douleurs d'estomac revenant par crises tous les 8 jours. En 1886, ictère, expulsion de 100 calculs ; deux cures à Carlsbad sans succès. Crises douloureuses en 1891, 1892 et 1894, la dernière très intense. Depuis, pesanteurs d'estomac ; crises en février et mars 1894, calmées par la morphine. Pas de calculs dans les selles à la suite des sept dernières crises, pas d'ictère, rien à l'examen objectif. Poids 132 livres (autrefois 150). Diagnostic : lithiase biliaire avec adhérences.

8 mars 1894. Incision sur le muscle droit ; la vésicule étant plus à droite on fait une seconde incision horizontale ; on tombe sur des adhérences

épiploïques difficiles à enlever ; la vésicule grosse comme une noix est située très haut sous le foie, à 6 centimètres du bord inférieur.

L'extirpation de la vésicule est la seule opération possible, d'autant plus que ses parois sont très friables ; on la déchire en l'attirant ; elle contient 80 calculs ; ligature du cystique ; légère hémorrhagie de la surface du foie. Fermeture de l'abdomen avec drainage. Durée, presque 3 heures.

Suites opératoires bonnes. Guérison complète.

L'auteur pense qu'ici encore les adhérences ont une grande part dans la production des douleurs.

Obs. 31. — Kummel. — *Cholécystite calculeuse. Cholécystectomie. Gué-rison (résumée). (Soc. des méd. de Hambourg, 22 mars 1892).*

Présente une vésicule enlevée chez une femme cachectique ; au cours de l'opération on croyait l'organe atteint de néoplasme, mais il s'agissait de lésions purement inflammatoires.

Quantité considérable de calculs. Guérison complète.

Obs. 32. — Lejars. — *Cholélithiase vésiculaire, vésicule bourrée de cal-culs. Cholécystectomie. Guérison (Rev. de chir., 1896).*

Louise B..., 35 ans, entre à l'hôpital Beaujon dans les premiers jours de mai 1895, dans le service de M. le Dr Rigal, pour des douleurs vives et persistantes dans la région de l'hypochondre droit, douleurs qui se manifestent depuis cinq ans.

Petite, un peu pâle, mais d'embonpoint encore assez notable, la malade ne signale, dans ses antécédents, rien de fort intéressant : une rougeole, une chorée, qui a laissé à sa suite un état de nervosisme assez accentué. Ses trois premiers accouchements ont été réguliers : à 19 ans et demi, à 22 ans, à 25 ans.

De 25 à 31 ans, elle aurait souffert de quelques troubles digestifs assez vagues : nausées et vomissements, bilieux, douleurs abdominales, sans qu'elle puisse rien préciser.

En 1890, les désordres étaient devenus assez tenaces, pour que la malade se décidât à venir à la consultation externe de l'hôpital Beaujon. Ce fut, en quelque sorte, le point de départ de la première crise très violente et caractérisée. A la suite d'un purgatif qui lui avait été ordonné la malade fut prise de vomissements bilieux qui se prolongèrent toute la journée, et de douleurs un peu sourdes, mais continues, sous les fausses côtes droites. Admise à l'hôpital, dans le service de M. le Dr Guyot, la malade y resta 12 jours ; la douleur, d'abord intolérable à la pression, s'était atténuée, mais l'on percevait, au même niveau, une tumeur sur les caractères de laquelle nous ne pouvons naturellement avoir aucun renseignement ; il n'y avait pas de fièvre, pas d'ictère ; les selles étaient d'apparence normale, les urines rouges, épaisses, sans hématurie.

A dater de cet accès, la santé resta toujours un peu précaire, l'anorexie était complète pour les aliments gras et les féculents, et la malade ne s'alimentait guère qu'avec des œufs. Des vomissements se produisaient de temps en temps, coïncidant avec les réveils de la douleur sourde, qui occupait d'une façon continue la région hépatique. Jamais d'ictère, jamais de selles décolorées.

Un quatrième accouchement, survenu en juillet 1894, fut le point de départ d'une reprise des accidents. Au cours de la lactation qui suivit les douleurs devinrent plus vives, et s'irradièrent dans la région épigastrique et dans le reste de l'abdomen, en prenant la forme de coliques. Les vomissements étaient plus fréquents, quoique rarement bilieux ; c'étaient des vomissements alimentaires, qui suivaient surtout l'ingestion accidentelle de féculents ou de graisse.

Au moment du sevrage, la situation devint plus pénible, et la tumeur, qui n'avait pas cessé d'exister depuis 1890 (au dire de la malade), parut s'accroître. C'est alors que M. le Dr Rigal voulut bien nous confier la malade.

On reconnaît dans le flanc droit une tumeur grosse comme la moitié du poing, conoïde, légèrement bosselée, très dure, mobile avec la respiration, mobile aussi transversalement, sous les doigts, qui émerge du bord antérieur du foie et descend jusqu'à la hauteur de l'ombilic. La tumeur fuit un peu et se dérobe lorsqu'on examine directement le flanc par le palper antéro-postérieur ; mais, en ramenant la main de bas en haut, par une pression profonde et ascendante, qui commence à la fosse iliaque et remonte jusqu'aux fausses côtes, on la retrouve facilement sous le foie et l'on peut alors la saisir et l'examiner complètement. Il serait difficile de trouver une vésicule calculeuse plus nettement caractérisée.

Le 25 mai 1895, je pratique la laparotomie médiane sus-ombilicale, et je tombe effectivement, dès que la paroi est sectionnée, sur une vésicule biliaire, *transformée en un bloc pierreux, mais libre de toute adhérence et rattachée au foie par un assez long mésocyste* ; de fait, la face supérieure de la vésicule n'est nullement adhérente à la face inférieure du foie, sous laquelle elle ballotte, suspendue par une lamelle séreuse antéro-postérieure de 1 centimètre et demi de long environ. Les calculs qui distendent la vésicule se prolongent dans l'orifice du canal cystique, mais le reste du canal, le canal cholédoque, le hile du foie ne présentent, à l'exploration, aucune trace d'induration suspecte.

Il nous paraît indiqué d'enlever cette vésicule, bourrée de pierres, sans l'ouvrir, ce qui du reste se fait très aisément. Le mésocyste est sectionné aux ciseaux, sans écoulement sanguin, car il ne paraît contenir que quelques veinules insignifiantes, puis le col de la vésicule est isolé et libéré, au doigt, jusqu'à la partie moyenne du canal cystique ; on place alors deux pinces sur le pédicule, que l'on sectionne dans leur intervalle. La vésicule enlevée, on étreint le moignon cystique par deux ligatures à la soie, bien serrées et juxtaposées, et l'on retire le clamp. Le suintement sanguin est peu important ; par prudence, un drainage à la Mickullez est laissé dans le foyer. Réunion du reste de la paroi abdominale, à trois plans.

Les suites de l'intervention furent des plus simples ; il n'y eut aucune élévation thermique, aucune réaction locale. Le surlendemain, le drainage fut enlevé ; il n'était imbibé que d'un peu de liquide sanguin. Dix jours après, la réunion était complète et les fils enlevés.

Au vingt-cinquième jour, la malade quittait l'hôpital ; les douleurs avaient entièrement disparu, l'appétit était redevenu florissant, et l'état général était aussi satisfaisant que possible.

Depuis, nous avons revu à plusieurs reprises notre opérée. Les excellents résultats obtenus ne se sont pas démentis depuis quinze mois ; la malade ne souffre plus, n'a plus de coliques ; les selles sont régulières, l'appétit très bon : il n'y a plus de dégoût pour certains aliments. Le palper de la région sous-hépatique ne provoque aucune sensibilité ; l'embonpoint est notable et la mine superbe.

La vésicule enlevée était à peu près sèche et ne renfermait que des calculs tassés les uns contre les autres et de volumes très différents, mais assez petits pour la plupart (on en a compté plus de 300). Quant à la paroi, elle était assez mince, grisâtre et fibreuse ; la muqueuse, lisse et comme atrophiée, ne présentait pas d'ulcérations.

Obs. 33. — Lejars. — *Cholécystite calculeuse ; vésicule énorme, remplie de calculs ; oblitération du canal cystique. Cholécystectomie. Guérison.* (*Rev. de chirurg.*, 1896.)

Ch..., Marie, 25 ans, domestique, entrée à l'hôpital Beaujon, dans le service de M. le Dr Rigal, le 10 avril 1895 ; passée en chirurgie le 15 avril.

Un peu maigre, de petite taille et d'aspect souffreteux, elle n'a que des antécédents fort peu chargés : elle a eu 2 enfants, le premier il y a 4 ans, le second il y a 2 ans ; ses couches ont été régulières.

L'affection actuelle remonte à 4 ans. Un soir, après avoir mangé ou allaitant son premier enfant, elle fut prise de brusques douleurs dans le côté droit, au niveau du foie, qui se prolongèrent 2 ou 3 heures et disparurent sans être suivies de vomissements.

Une quinzaine de jours, puis un mois après, même accès fruste de colique hépatique : les douleurs ont eu à peu près la même durée ; pas d'ictère. Dans les intervalles de ses crises, les digestions étaient bonnes et la santé satisfaisante.

Les accidents, après une assez longue pause, se reproduisirent 2 ans après, au cours de l'allaitement du second enfant et dans les mêmes condî ions, après le repas : elles étaient très vives, arrachaient des cris à la malade, restaient cantonnées à la région du foie et ne laissaient après elles aucune trace d'ictère.

En 16 mois, les accès se répétèrent ainsi une dizaine de fois ; ils n'avaient jamais provoqué de vomissements et déterminaient seulement de fortes envies d'aller à la selle, qui, d'ailleurs, n'étaient pas suivies d'effet.

Depuis 9 mois, les crises douloureuses se sont rapprochées. Il y a 1 mois, elle était entrée dans un service de médecine, à l'hôpital Beaujon, où l'on avait porté le diagnostic de coliques hépatiques, constaté la présence d'une tumeur, et parlé d'une intervention, qui ne fut pas acceptée. Au bout de 5 jours seulement, la malade rentrait chez elle.

Le 5 avril, les douleurs reparaissaient de nouveau, un peu moins aiguës, mais assez intenses pour rendre la marche impossible ; elles persistent malgré l'alitement, et le 10 la malade est contrainte de revenir à l'hôpital. Il n'y a jamais eu d'ictère : elle a seulement remarqué que, pendant les crises, les urines deviennent un peu plus foncées ; les selles ne sont jamais décolorées.

Elle est admise d'abord dans le service de M. le Dr Rigal, qui, quelques jours après, veut bien nous la confier.

On sent, dans le flanc droit, au-dessous du rebord costal, une tumeur allongée, très dure, soulevée par les battements aortiques, douloureuse à la pression, qui mesure environ quatre travers de doigt en hauteur et en largeur. Cette tumeur est mobile avec le foie dans les mouvements respiratoires, sa matité se continue, du reste, nettement avec la matité hépatique. Son pourtour est un peu confus, et les doigts n'arrivent pas à la délimiter nettement sur toute sa surface accessible. Pourtant il ne nous paraît pas douteux que nous soyons en présence d'une très grosse vésicule calculeuse.

La température est normale, il n'y a pas de subictère, pas de vomissements, les urines ne contiennent pas de pigment biliaire ; mais les douleurs sont continues, se réveillent dans le lit à tous les mouvements et sont devenues intolérables.

Le 16 avril, je pratique la laparotomie latérale, à travers le grand droit, sur la tumeur. Je découvre une très grosse vésicule entourée, encapuchonnée d'épiploon adhérent, et qui fait corps avec la face inférieure du foie, d'une part, et de l'autre avec l'angle du côlon. Au premier aspect, ce bloc compact donne l'illusion d'une tumeur maligne. A la suite d'une décortication assez pénible, la vésicule est libérée par sa face inférieure ; il devient alors facile de se rendre compte qu'elle est bourrée de calculs qui soulèvent irrégulièrement sa paroi ; le col est lui-même distendu et coudé ; on ne sent rien dans le canal cystique, et l'exploration du canal cholédoque reste aussi négative.

La vésicule est détachée peu à peu de la face inférieure du foie, aux ciseaux courbes et au doigt, en s'efforçant de suivre le plan de clivage sus-vésiculaire, mais l'adhérence est telle que le tissu hépatique est un peu entamé ; il donne un suintement veineux. L'isolement est poursuivi jusqu'à l'origine du canal cystique, qui est sectionné entre deux pinces ; la vésicule enlevée, le moignon est lié par une double soie et touché au thermocautère.

Un surjet de catgut arrête l'hémorragie en nappe du parenchyme. Détersion du foyer. Drainage à la Mickullez. Réunion de la paroi.

Le soir de l'opération, la température est de 33°,9, pas de vomissements, Quelques vomissements bilieux se produisent dans l'après midi du lendemain.

Le 18, le drainage est enlevé, il est imbibé d'une médiocre quantité de sang. Dès lors, la guérison opératoire se poursuit sans incident. Les fils sont enlevés au dixième jour ; le trajet du drainage est complètement fermé au quinzième jour. Le vingt-troisième jour, la malade quitte l'hôpital, dans un état des plus satisfaisant.

Depuis lors les douleurs n'ont pas reparu, la pression sous-hépatique ne réveille aucune sensibilité, l'appétit est excellent ; la malade a engraissé, et sa santé reste parfaite.

La vésicule avait à peu près le volume du poing ; elle ne renfermait aucun liquide, mais une quantité considérable de calculs, en général petits (on en a compté 376) ; la paroi, épaissie et fibreuse, mesurait 1 centimètre ; on trouvait, près du fond, une sorte de noyau induré, renfermant à son centre une cavité pleine de pus : l'ensemencement de ce pus, pratiqué par M. Lévy, interne du service, montra qu'il contenait des staphylocoques.

La muqueuse était rouge, épaisse, tomenteuse. On n'y retrouvait plus les alvéoles normales.

Au niveau du pédicule existait une petite poche indépendante, remplie de petits calculs et de gravier ; cette poche ne communiquait pas avec la vésicule et ne présentait, d'ailleurs, aucune trace visible d'orifice. C'était probablement une dilatation formée aux dépens de la première portion du canal cystique.

OBS. 34. — MICHAUX. — *Cholécystite calculeuse avec accidents péritonitiques. Cholécystectomie. Mort.* (*Bul. de la Soc. de Chir.*, 1896, p. 360.)

Femme 69 ans apportée le 3 août 1894 avec des accidents de hernie ventrale ou latérale étranglée : nausées, vomissements, absence de matières et de gaz, datant de 3 jours, petite tumeur marronnée du flanc droit, absolument saillante sous la peau ridée et amincie de son abdomen.

3 août. Laparotomie : il s'agit d'une vésicule biliaire à parois épaissies contenant un gros calcul ovoïde de la dimension de la dernière phalange

du pouce. Ablation du calcul, extirpation difficile de la vésicule adhérente aux organes voisins.

La malade ne supporte pas cette grosse opération et succombe le lendemain.

Obs. 35. — Michaux. — *Cholécystite calculeuse simulant un fibrolipome de la paroi abdominale. Cholécystectomie. Guérison. (Bul. de la Soc. de Chir., 1896, p. 360).*

Femme de 40 ans, entre à l'hôpital pour une tumeur de la région iliaque remontant à 6 ans. Cette tumeur du volume d'une mandarine n'a pas de contours précis; perdue au milieu de la graisse de la paroi abdominale, elle n'a aucune connexion profonde appréciable ni avec les organes génitaux internes, ni avec la fosse iliaque, ni avec l'épine iliaque antérieure et supérieure: elle paraît développée dans la paroi et commence à contracter quelques adhérences avec la peau, au niveau de sa partie interne; sa consistance est ferme sans être dure. Diagnostic : fibrolipome mal circonscrit de la paroi abdominale.

Le 29 mars 1892, je pratique l'extirpation; la tumeur est artificiellement séparée de la graisse ambiante avec laquelle elle se confond en tous points. Cette séparation nous conduit ainsi vers une portion rétrécie qui adhère tellement au péritoine que je suis obligé de fendre celui-ci. Quelle n'est pas ma surprise en explorant avec le doigt la boutonnière ainsi faite de constater que le pédicule se continue dans l'intérieur de la cavité abdominale par un long trajet qui remonte vers le foie et n'est autre manifestement que la vésicule biliaire épaissie dans laquelle on sent nettement un gros calcul biliaire.

J'agrandis mon incision abdominale, je mets à nu la vésicule que je détache facilement et que j'extirpe après avoir constaté l'absence de toute concrétion appréciable dans le cholédoque. Guérison.

Obs. 36. — Michaux. — *Cholécystite calculeuse simulant une tumeur rénale. Cholécystectomie. Guérison. (Bul. de la Soc. de Chir., 1896, p. 361.)*

Malade entre à l'hôpital avec une tumeur présentant tous les caractères d'une tumeur rénale, plus saillante seulement en avant qu'en arrière dans la fosse lombaire.

A l'ouverture de la paroi nous trouvons une vésicule du volume d'une grosse poire, recouverte d'une mince languette du foie qui s'étale à sa surface et descend notablement au-dessous des fausses côtes. Extirpation, guérison complète en 15 jours sans aucune fistulisation. La vésicule contenait beaucoup de liquide bilieux et 4 ou 5 calculs blanchâtres.

Obs. 37. — Michaux. — *Crises répétées de coliques hépatiques. Cholécystite calculeuse. Cholécystectomie. Guérison. (Bul. de la Soc. de chir., 1900, p. 74.)*

Jeune femme de 28 ans, souffrant de coliques hépatiques depuis 3 ans. Saison à Vichy. A son retour à Paris elle est prise de crises douloureuses très intenses; la dernière durait depuis 18 jours quand on décida l'opération. Cholécystectomie; la vésicule dont les parois sont très épaissie contient 8 ou 10 calculs d'aspect muriforme avec de la bouillie calculeuse et purulente. Il n'y a pas de calcul perceptible dans le cystique ni dans le cholédoque ; d'ailleurs la malade n'a jamais eu d'ictère.

Guérison parfaite.

L'examen du contenu de la vésicule décéla du coli-bacille, qu'on retrouva également au centre des calculs.

Obs. 38. — Michaux. — *Vésicule biliaire remplie de calculs. Cholécystectomie. Guérison* (résumée). *(Bul. de la Soc. de chir., 1901, p. 165.)*

Femme de 64 ans; extirpation de la vésicule contenant près de 200 calculs. La malade est complètement guérie.

Un des calculs est intéressant par sa forme en brioche ; une de ces saillies est curieuse, elle est excavée et remplie de 10 petits calculs du volume d'un grain de millet comme la plupart des calculs contenus dans la vésicule.

Obs. 39. — Peugniez. — *Cholécystite calculeuse avec péricholécystite. Cholécystectomie. Guérison* (résumée). *(Gaz. méd. de Picardie, 1900.)*

Femme de 60 ans, teint pâle, téguments décolorés, amaigrie, présentant la cachexie des néoplasiques.

Cette malade accuse une douleur fixe, persistante, localisée vers le bord inférieur du foie à l'angle du côlon ascendant avec le côlon transverse. On sent dans toute la région supérieure du flanc droit une tumeur dure, irrégulière, bosselée, empiétant vers la ligne médiane, assez bien limitée, du volume du poing. Cette tumeur, mate, adhérente à la paroi abdominale, non mobile, est très douloureuse à la palpation.

La malade n'a jamais eu ni ictère ni coliques hépatiques, mais seulement des accès douloureux apparaissant par périodes dans la région occupée par la tumeur, sans nausées ni vomissements. Elle présente surtout des troubles digestifs, anorexie, tous les symptômes d'une dyspepsie gastro-intestinale, ce qui fait porter le diagnostic de cancer du côlon.

Incision sur le bord du muscle grand droit; après l'aponévrose du grand oblique, le bistouri arrive dans un tissu très dur, scléreux et bientôt on ouvre une poche d'où s'échappent au milieu d'une boue grisâtre quelques calculs biliaires ; le péritoine n'est pas ouvert. Il s'agit d'une cholécystite avec large foyer de péricholécystite où se vide la vésicule (une quinzaine de petits calculs). On lave la cavité ; la bile ne venant pas à sourdre, on en conclut qu'il n'y a pas communication avec les voies biliaires ; d'où l'on conclut que le canal cystique est oblitéré, et que la vésicule devenue inutile doit être extirpée.

Dissection laborieuse de la poche au milieu d'adhérences solides l'unissant aux organes voisins. Une fois détachée, elle reste avec son pédicule le canal cystique qui mesure 3 à 4 millimètres de diamètre ; une ligature est placée au loin sur ce pédicule que l'on sectionne. Le moignon est coiffé de la séreuse par trois points au catgut. Drainage avec une mèche.

Les suites sont des plus simples ; guérison au bout de 10 jours.

Obs. 40. — Peugniez. — *Cholécystite calculeuse avec oblitération du canal cystique. Cholécystectomie. Guérison* (résumée). (*Gaz. méd. de Picardie*, 1900).

Femme de 35 ans se plaignant de douleurs vagues s'irradiant dans tout l'hypochondre droit ; pas de phénomènes de cachexie, pas d'ictère, pas de coliques hépatiques. Il existe à peine quelques troubles digestifs, mais la malade sentait par moments un peu en dehors et à gauche du creux épigastrique une tumeur dure qui l'inquiétait et l'avait décidée à consulter.

On sent nettement au-dessus et à droite de l'ombilic une tumeur dure, irrégulière, du volume d'une mandarine, mate, mobile sur les parties profondes et sur la paroi. Diagnostic : cholécystite calculeuse justiciable d'une intervention chirurgicale.

Laparotomie : entre les lèvres de la plaie paraît une énorme tumeur bleuâtre, violacée, fluctuante, distendue par du liquide: c'était la vésicule biliaire adhérente au foie, au côlon transverse et à l'épiploon gastro-hépatique. Seules les adhérences au foie furent difficiles à libérer, on dut déchirer quelque peu le parenchyme hépatique, d'où hémorragie en nappe assez abondante. La vésicule une fois libre de toute adhérence est sentie distendue par un grand nombre de calculs.

Pour isoler facilement le cystique, on ouvre la vésicule au-dessus d'un lit de compresses ; 342 calculs polyédriques s'en échappent, mais pas de liquide. Lavage de la poche, puis avec l'index on explore le col de la vésicule. Tout contre l'hiatus de Winslow, le doigt rencontre au travers de l'épiploon gastro-hépatique et des parois du cystique un corps dur, polyédrique, rappelant par sa forme et sa consistance les concrétions extraites de la vésicule. Il s'agit d'un calcul enclavé dans le cystique. Toutes les tentatives faites pour l'extraire, le mobiliser,

le broyer restent infructueuses. On décide de l'utiliser comme obstacle à
l'écoulement de la bile vers la vésicule, et pour cela on place sur le cystique une ligature au-dessus du calcul ; section du cystique et extirpation
de le vésicule, enfouissement du moignon et sous le foie qui saigne tamponnement à la Mickullez.

Quatre jours après, écoulement assez considérable de sang et de bile ;
la fistule ainsi formée se ferme au bout de 8 ou 10 jours ; 15 jours après
l'opération la malade est complètement guérie.

L'auteur ajoute qu'il n'a pas voulu faire la cysticotomie et placer une
ligature plus loin, de peur que la pression de la bile ne force la ligature
et fasse irruption dans le péritoine. Nous croyons que dans un cas semblable cette conduite n'est pas à imiter, car la cholécystectomie ne doit
être faite que lorsqu'on est sûr de la perméabilité des voies biliaires inférieures ; dans le cas particulier ce calcul pouvait très bien aller dans la
suite obturer le cholédoque et déterminer des accidents graves. Il eût été
plus rationnel de faire la cysticotomie, de déloger le calcul et lier au delà,
car on sait que l'irruption de bile ne présente aucun danger, quand on a
soin de bien isoler le foyer au moyen de compresses stérilisées.

Obs. 41. — REYNIER. — *Cholécystite calculeuse. Calcul enclavé dans le
canal cystique. Cholécystectomie. Guérison* (résumée) (*Bul. de la Soc.
de chir.*, 1897, p. 805).

Femme, 42 ans, depuis 8 ans coliques hépatiques très fréquentes.
Depuis un an, douleurs tous les 15 jours avec ictère disparaissant plus
ou moins rapidement. On perçoit nettement la vésicule dilatée, descendant jusqu'à deux travers de doigt au-dessous de l'ombilic. En dehors
des crises, les selles n'étaient pas décolorées ; il n'y avait pas d'obstruction du canal cholédoque. La malade, épuisée par ses crises successives,
ne pouvait plus travailler, réclamait une opération qui pût la soulager.

Laparotomie, le 7 août. On trouve la vésicule distendue, contenant
70 grammes de liquide et plus de 40 calculs de différente grosseur ; les
plus gros avaient la dimension d'une bille, les plus petits d'un grain de
millet. Ouverture de la vésicule qu'on vide de son contenu ; on trouve un
calcul enclavé dans le cystique et fermant la lumière de ce conduit. Avec
une petite curette, et en pressant avec les doigts sur le canal cystique,
on peut ramener ce calcul dans la vésicule et l'extraire. On détache la
vésicule des adhérences qui l'unissent au côlon et l'on pratique l'ablation
de la vésicule et du cystique sur lequel on place une ligature presque au
niveau de son abouchement dans le cholédoque.

Suites très simples, la malade guérie quitte l'hôpital un mois après.

Cette malade mourut chez elle 4 mois après, d'accidents infectieux
mal déterminés sur lesquels on n'a pas eu de détails.

Obs. 42. — ROUTIER. — *Calculs biliaires. Péricystite. Cholécystectomie. Abcès multiples du foie. Mort. (Bul. de la Soc. de chir.,* 1896, p. 418.)

Irma R..., 39 ans, entre le 11 avril 1891 à l'hôpital Laennec ; nombreux accès de coliques hépatiques remontant à son enfance ; garde le lit depuis 6 mois ; ictère, urines biliaires, amaigrissement, fièvre rémittente.

Pas de tumeur biliaire, mais douleur exaspérée par la pression.

Laparotomie le 23 avril avec l'aide de mon collègue G. Marchant. Grande difficulté à trouver la vésicule, cachée par des adhérences et une vraie fusion du côlon. En la disséquant, je la perfore : issue d'un gros calcul muriforme, la vésicule est détachée, liée à son collet et réséquée ; grosse mèche de gaze pour drainer, parce qu'il a coulé de la bile. Mort le soir.

Autopsie : le foie est criblé d'abcès anciens ; il existe une dilatation du cholédoque juste au niveau de l'ampoule de Water et un calcul gros comme une noix fait soupape.

Obs. 43. — ROUTIER. — *Cholécystite calculeuse chronique. Cholécystectomie. Guérison. (Bul. de la Soc. de chir.,* 1896, p. 419.)

J. [G..., 39 ans. Premiers accès de coliques hépatiques il y a 13 ans. Douleur de la vésicule persistant depuis 9 mois. Crises tous les trois mois.

Jamais d'ictère, sclérotiques quelquefois jaunes, matières quelquefois décolorées.

A un premier examen, je ne puis sentir la tumeur qu'elle affirme avoir dans la région de la vésicule ; la malade paraît très étonnée que je ne la trouve pas. Rappelé auprès d'elle pendant une crise, je vois se dessiner sous les fausses côtes une tumeur piriforme qu'on peut saisir entre les doigts ; elle soulève la paroi, malgré la contraction du muscle droit.

Laparotomie, le 25 juillet 1895. La vésicule apparaît, adhérente à l'épiploon et à un appendice du côlon, facile à détacher par quelques coups de ciseaux de la face inférieure du foie ; j'arrive sur le col qui contient manifestement un calcul, je le refoule dans la vésicule pour pouvoir lier et couper au thermo.

Drain au contact, mèche à plat. Suture de la paroi.

La vésicule à parois très *hypertrophiées*, grosse comme une poire d'Angleterre, contient un gros calcul dans son fond et puis une grande quantité de petits calculs à facettes, gros comme de petits pois. Fistule biliaire consécutive.

8 août. Guérison complète.

Revue en 1896, en parfait état ; en février 1899, elle vient pour des douleurs du côté droit attribuées par M. Potain à un rein flottant ; celui-ci existe, mais il y a une adhérence de la cicatrice qui pourrait aussi jouer son rôle ; en novembre 1899, rein flottant manifeste.

Nous avons revu cette malade le 8 février 1902 ; son état général est excellent, elle souffre beaucoup moins de son rein flottant ; pas de douleurs au niveau de sa cicatrice ; appétit bon, digestions faciles, un peu de constipation. De temps à autre, un vomissement bilieux avec migraine semblant coïncider avec crises douloureuses du côté du rein.

Ops. 44. — ROUTIER. — *Calculs de la vésicule. Cholécystectomie et appendicectomie. Guérison* (obs. complétée). (*Bul. de la Soc. de chir.*, 1896, p. 420).

M. L. O..., 80 ans, a eu depuis 4 ans de fréquentes douleurs dans la fosse iliaque droite ; une fois elle a dû prendre le lit ; son ventre aurait gonflé, elle fut malade 5 ou 6 jours. Depuis 1 an elle a, en outre, des crises de douleurs épigastriques du côté du foie ; elle distingue bien les deux sortes de crises. N'a pas eu d'ictère. Rien à la palpation.

16 mai 1896. Incision sur le bord du muscle droit, recherches laborieuses de l'appendice, qui est rudimentaire, se continuant par une sorte de tractus fibreux ; ligature, résection.

La vésicule paraît grosse comme le pouce ; elle contient 2 gros calculs. Je la détache facilement du foie : ligature à la soie, ligature au catgut au-dessus. Section au thermocautère. Mèche, suture de la plaie au crin, laissant en haut sortir la mèche.

20. Ablation de la mèche.

23. Ablation du drain.

3 juin. Cicatrisation, sauf en un point superficiel. Guérison.

Revue en 1897 : point faible correspondant à l'ancienne place de la mèche ; en 1898 (17 déc.), troubles nerveux et digestifs ; en 1901 (28 nov.), troubles nerveux, vomit quelquefois du liquide glaireux. Rien au sein, dont elle se préoccupe, ni au cœur.

Nous avons revu cette malade le 10 février 1902, qui a répondu à nos questions par la phrase suivante, très significative : « Je suis en excellente santé, et je n'ai jamais été aussi heureuse. » Aucun trouble digestif, elle a toujours faim, digère bien. Elle a engraissé après son opération et a gardé depuis le même embonpoint. Elle a de temps à autre des douleurs dans les côtés et dans les jointures, elle est d'ailleurs rhumatisante depuis longtemps. Elle ne souffre pas de sa cicatrice, qui est un peu faible en un point correspondant à la place du drain, mais pas d'éventration.

Ops. 45. — ROUX. — *Cholécystectomie pour lithiase biliaire ; calcul enclavé dans le cystique. Guérison* (résumée). (*Mercredi Méd.*, 1891).

Femme de 82 ans ayant eu des crises de coliques hépatiques sans ictère ;

laparotomie, on trouve un calcul enclavé dans le cystique devenu imperméable ; extirpation de la vésicule ; guérison.

Cette malade, ainsi que deux autres sur lesquelles l'auteur pratiqua la
cholécystotomie idéale, avait de la ptose abdominale ; l'auteur voit là une
relation de cause à effet et conseille à ses opérées de porter une sangle de
Glénard.

Obs. 46. — Schmidt. — *Cholécystite calculeuse avec péricholécystite.*
Cholécystectomie. Guérison (résumée). (*Deut. Zeit. f. Chir.*, 1900,
p. 586.)

Femme de 58 ans, souffrant depuis longtemps de douleurs d'estomac,
digestions mauvaises.

Opération le 18 janvier 1900. Laparotomie médiane ; rien du côté de
l'estomac (on avait fait le diagnostic de sténose pylorique), mais on
trouve une vésicule volumineuse, piriforme, remplie de calculs, et adhé-
rant à l'épiploon, au côlon et au pylore ; pas de calculs dans le cystique
ni dans le cholédoque. Extirpation de la vésicule, mèche de gaze iodoformée. Le soir, le pansement est souillé de sang ; les jours suivants,
quelques vomissements de sang. Guérison.

Obs. 47. — Schwartz. — *Cholécystite calculeuse avec oblitération du*
canal cystique. Cholécystectomie idéale. Guérison (résumée). (*Bul.*
Médical, 1893.)

Femme de 51 ans, portant dans l'hypochondre droit une tumeur mobile constituée par la vésicule biliaire remplie de calculs et ne tenant
plus au foie que par un canal cystique allongé et non perméable.

Ablation complète de la vésicule, ligature du canal, fermeture de la
plaie. Guérison.

Obs. 48. — Schwartz. — *Ectopie du rein droit avec cholécystite calcu-*
leuse. Incision lombaire, fixation du rein. Laparotomie latérale. Cholé-
cystectomie. Mort par accidents cardiaques (résumée). (*Bul. de la*
Soc. de chirurg., 1896, p. 382.)

Femme 57 ans, souffrant depuis 6 mois. Début caractérisé par des
maux d'estomac très violents, puis surviennent des douleurs dans le
flanc droit avec irradiation aux lombes, vers les épaules, surtout la
droite. Elle n'a vomi que deux fois de la bile pendant ses crises ; jamais
d'ictère, au moins appréciable. C'est, il y a quelques mois, peu après le
début des accidents, qu'elle s'est aperçue qu'elle portait une tumeur dans
le flanc droit, qui, d'après elle, augmente et diminue. Chaque fois qu'elle
a augmenté, elle a beaucoup souffert ; cela à trois ou quatre reprises.

Actuellement, elle souffre de pesanteur à droite, elle a un dégoût complet des aliments et en particulier des aliments gras; elle urine près de deux litres par jour; pas d'albumine. Elle est au lait depuis quelques semaines.

On trouve dans le flanc droit et dans l'hypochondre une tumeur du volume du poing, dont la matité se continue avec celle du foie et qui suit les mouvements de la respiration; elle est mobile transversalement et verticalement; elle fait saillie aussi bien en avant sous le foie qu'en arrière dans la région lombaire, et on perçoit manifestement la sensation du ballottement rénal. Deux lavements gazeux montrent que la tumeur est encadrée par le côlon transverse et l'angle du côlon ascendant.

L'examen, répété à plusieurs reprises, montre que la tumeur occupe des niveaux différents, que tantôt elle est comme dure et bosselée en avant, tantôt rénitente et donnant la sensation d'une masse liquide. Malgré l'absence de coliques hépatiques, d'ictère, on pense à une tumeur de la vésicule biliaire distendue par des calculs et du liquide.

On décide une intervention, et sous le chloroforme on constate qu'il s'agit d'un rein ectopié. Incision lombaire; on trouve le rein un peu hypertrophié descendant dans la fosse iliaque, mais, en avant de lui et dans la cavité abdominale, existe une autre tumeur qui lui adhère, qui suit tous ses mouvements, qui est fluctuante par place, dure en d'autres, et que l'on pense devoir être la vésicule biliaire. Le rein est rapidement fixé par 4 gros catguts et la plaie lombaire refermée et drainée. Séance tenante, laparotomie latérale pour aller à la recherche de la vésicule.

Incision sur le bord externe du muscle droit; on arrive aussitôt sur une vésicule biliaire démesurément allongée (12 centimètres), adhérente par sa face antérieure à l'épiploon qui en est détaché, par sa face postérieure au rein droit qu'on libère facilement.

Comme elle a son pédicule mince, que ses parois sont très épaisses, après avoir exploré le canal cystique et reconnu son intégrité ainsi que celle des voies biliaires profondes, on fait la cholécystectomie. Deux ligatures sur le pédicule, cautérisation au thermocautère.

La vésicule contient 6 calculs à facettes, gros comme des noisettes et plus, outre cela, de la bile altérée. Parois très épaisses et chroniquement enflammées.

Drainage du pédicule à l'aide d'une mèche de gaze iodoformée; fermeture de la paroi par deux plans de sutures; soie et crins de Florence. L'opération a duré une heure et demie au plus.

Pendant 48 heures, tout se passe bien; puis, subitement, en 20 minutes, la malade meurt dans un état syncopal.

Autopsie: péritoine intact, le pédicule a bien tenu, pas de collection sanguine, le rein est en bonne situation. Dilatation énorme de l'estomac; cœur gras dont les valvules sont dures, épaissies par l'endocardite; épanchement péricardique avec taches laiteuses sur le feuillet viscéral.

Cette malade a succombé à une lésion cardiaque passée inaperçue.

Obs. 49. — Schwartz. — *Cholécystite calculeuse. Cholécystectomie idéale. Guérison* (résumée). (*Bul. de la Soc. de chirurg.*, 1896, p. 384.)

Femme de 51 ans, se plaint d'une sensation de gêne, de pesanteur dans l'hypochondre droit durant depuis 8 ou 10 ans ; cette gêne disparaît quand elle est debout et se manifeste surtout quand elle est couchée.

Il y a 2 ans, accès de coliques hépatiques suivi d'ictère ; depuis, douleurs plus ou moins vives, pesanteur continue, anorexie complète. État dyspeptique très accusé. Il y a 7 mois, son médecin s'aperçoit qu'elle a une tumeur sous les fausses côtes droites.

On fait le diagnostic de vésicule remplie de calculs ; on sent des craquements que la malade perçoit elle-même de temps en temps par la pression sur la tumeur dure comme une pierre ; déplacement latéral facile ; aucun déplacement de haut en bas ; elle suit les mouvements du foie.

Laparotomie médiane en janvier 1893 ; adhérences de la vésicule à l'épiploon ; on l'enlève facilement, car son pédicule est mince et long ; deux ligatures et thermocautère après s'être assuré de l'intégrité du cholédoque. Pas de drainage, fermeture complète de la paroi. La vésicule contenait 2 énormes calculs, pesant 42 grammes, qui l'oblitéraient complètement.

L'opérée guérit parfaitement et revint 6 mois après se portant bien, ne ressentant plus aucun symptôme pénible. Revue trois ans après en très bon état. Elle a encore eu il y a 18 mois un accès de coliques hépatiques.

Obs. 50. — Schwartz. — *Cholécystite calculeuse. Cholécystectomie. Guérison* (résumée). (*Bul. de la Soc. de chir.*, 1896, p. 384.)

Femme 37 ans, bien réglée, n'a jamais eu de coliques hépatiques, pas d'ictère ; souffre depuis 3 ans dans le côté droit, les reins, l'épaule droite. On trouve dans le ventre une tumeur mobile qu'on prend pour un rein flottant, et on lui fait porter une ceinture à pelote qui la soulage. Ses douleurs s'accentuent au moment des règles. Elle entre à l'hôpital avec le diagnostic de rein mobile.

On trouve dans le flanc droit, sous le foie, une tumeur rénitente qui suit manifestement les mouvements respiratoires ; l'examen sous le chloroforme montre qu'elle est en rapport avec le foie et que le rein droit est à sa place. Diagnostic : cholécystite probablement calculeuse, quoiqu'il n'y ait jamais eu de coliques hépatiques ni d'ictère.

Laparotomie médiane, le 3 avril 1893. On tombe sur une vésicule billaire grosse comme une forte poire, à parois translucides, facile à attirer à l'extérieur. Une ponction donne issue à 100 grammes d'un liquide séreux, incolore, transparent, n'ayant aucun des aspects de la bile. Excision du fond et extraction de 3 calculs gros comme une noisette ; on extrait difficilement, et avec une curette, un petit calcul, gros comme une lentille, qui était engagé dans le canal cystique. Rien dans le cholédoque.

Ligature double à la soie du pédicule. Cautérisation au thermocautère. L'ablation a été facile. Drainage avec une mèche de gaze iodoformée. Le ventre est refermé.

Il a été impossible de s'assurer de la perméabilité du canal cystique.

L'opérée guérit sans accidents et rentre chez elle le 4 mai.

Obs. 51. — Schwartz. — *Calculs de la vésicule et du cystique. Cholécys-tectomie. Guérison* (résumée). (*Bul. de la Soc. de chir.*, 1896, p. 385.)

Femme de 28 ans, malade depuis 6 à 8 mois ; son appétit a diminué ; elle semble avoir eu des coliques hépatiques mais sans ictère.

On trouve une tumeur piriforme, tenant manifestement au foie, dure, bosselée, très mobile dans le sens latéral.

Laparotomie le long du bord externe du grand droit le 11 janvier 1894 ; on tombe sur un foie abaissé, dépassant en bas de 4 centimètres seulement une énorme vésicule billaire, recouverte en grande partie par une languette du lobe droit du foie auquel elle adhère intimement. Elle adhère aussi par son fond à l'épiploon. Libération de la vésicule pour l'attirer au dehors ; ponction donnant issue à un liquide roussâtre très épais. On ouvre alors la vésicule que l'on vide de son contenu et l'on extrait un calcul gros comme une noisette.

Pour explorer le cystique, on est obligé de réséquer une partie de la vésicule qui est très longue, on trouve alors dans ce canal 2 calculs enclavés dont le plus profond ne peut être enlevé qu'après broiement. Libération assez laborieuse de la vésicule jusqu'au cystique, ligature à la soie et au catgut, section au thermocautère. Ligature de deux adhé-rences saignantes du côté du foie ; drainage avec une mèche iodoformée. Suture de la paroi à trois plans.

La malade est guérie le 4 février ; revue un an après, en parfait état.

Obs. 52. — Shuttle. — *Cholécystite calculeuse. Cholécystostomie à fixa-tion première suivie 4 jours plus tard de cholécystectomie. Guérison* (résumée). (*Brit. med. Journ.*, 12 décembre 1896.)

Femme 52 ans, ayant eu à 20 ans des douleurs abdominales subites avec vomissements. Depuis 18 mois, 6 attaques de colique hépatique, dou-leur constante au niveau de la vésicule, jamais d'ictère. A la dernière attaque, évacuation de plusieurs calculs du volume d'un pois à une noisette.

Laparotomie ; la vésicule semble remplie par un seul gros calcul ; pas de liquide dans la vésicule dont les parois sont appliquées sur le contenu. La tumeur est attirée au dehors à travers la paroi abdominale ; fixation de la vésicule à la paroi.

Quatre jours après ouverture de la vésicule, ablation du calcul et de la vésicule (le calcul pèse 3 drachmes et mesure 3 centimètres de long et 2 de large). Deux incidents, cystite et phlébite gauche. Guérison.

Obs. 53. — Stiénon. — *Cholécystite calculeuse avec calcul enclavé dans le cystique. Cholécystectomie. Guérison* (résumée). (*Soc. belge d'anat. pathol.*, 1900, p. 1488.)

Femme 30 ans, assez obèse, bien portante jusqu'à l'apparition des accidents qui ont déterminé l'opération. Il s'agissait de douleurs vagues intermittentes avec léger subictère et urines à peine teintées. A l'inspiration très profonde, on trouve une petite tumeur qui disparaît à l'expiration.

Laparotomie, extirpation de la vésicule biliaire grosse comme un abricot ; cholédoque intact ; mais le canal cystique formait une circonvolution complète qui avait amené la formation d'une sorte de diaphragme derrière lequel se trouvait un calcul enchatonné ; la vésicule renfermait d'autres calculs. Guérison.

Obs. 54. — Termet. — *Cholécystite calculeuse chronique. Cholécystectomie idéale. Mort. Épaississement considérable de la vésicule* (résumée). (*Bul. Soc. anat.*, 1898, p. 647.)

La nommée R...., femme de 40 ans, est entrée dans le service de M. Gérard Marchant, pour une tumeur de la région hépatique.

L'affection avait débuté il y a 5 ans par des douleurs dans la région gastrique. Les douleurs s'espacèrent, puis disparurent il y a 7 mois. Elles firent place à des douleurs lancinantes et peu violentes dans l'hypochondre droit. Pas d'ictère, de vomissements ni d'hématémèses à aucune période de la maladie. Malade très affaiblie.

Diagnostic : cholécystite calculeuse avec adhérences ; possibilité d'un épithélioma de la vésicule.

Au palper on trouve une tumeur arrondie correspondant au siège de la vésicule. Foie de dimensions normales. Rien dans les urines. Laparotomie latérale droite ; on tombe sur une grosse masse formée par le fond de la vésicule adhérent au bord inférieur du foie. En bas, adhérences de l'épiploon qui sont libérées et liées. Libération de la vésicule, pédiculisation du canal cystique qui est lié en chaîne avec un gros fil de soie et coupé. Ablation de la vésicule comme une tumeur. Tamponnement à la gaze. Suture de la paroi. La malade, qui a subi un shock considérable. s'affaiblit graduellement et meurt 48 heures après.

Autopsie : quelques adhérences anciennes entre le côlon ascendant et le foie ; la ligature du cystique a bien tenu, le cholédoque ne présente pas de traces de perforation.

Examen de la pièce ; vésicule très augmentée de volume, à parois très épaissies (1 centimètre 1/2), indurées ; elle contient 13 gros calculs à facettes moulés les uns sur les autres et sur la masse desquels la vésicule semblait contractée et du mucus louche qui, ensemencé, ne cultiva pas. L'examen histologique a montré qu'il s'agissait de cholécystite chronique ; pour en arriver à un tel degré d'épaisissement, il a dû y avoir des poussées inflammatoires nombreuses et successives.

Obs. 55. — Terrier. — *Crises répétées de coliques hépatiques. Calcul de la vésicule et gravelle biliaire. Cholécystectomie. Guérison* (résumée). (*Bul. de l'Acad. de méd.*, 1891, p. 388.)

E. Col..., 29 ans, réformé pour affection chronique du foie. En 1883, première poussée d'ictère durant 24 heures, sans fièvre ; à la fin de la même année, crises de coliques hépatiques de 18 heures, sans ictère ; en avril 1885, ictère durant 25 jours, sans autre accident, décoloration des selles absolue ; en avril 1886, coliques et ictère ; en 1887, toujours au printemps, nouvelle crise avec ictère ; troubles gastro-intestinaux pendant l'été ; enfin, au printemps 1888, nouvel ictère avec perte d'appétit.

Depuis lors, crises d'ictère tous les 15 à 21 jours, avec douleurs du côté droit, mais non de coliques hépatiques ; selles décolorées, urines acajou, diarrhée. Les dernières poussées d'ictère ont eu lieu les 1er, 23 et 30 novembre 1890.

Foie volumineux, douloureux à la région de la vésicule que d'ailleurs on ne peut reconnaître au palper. Teinte subictérique, prostration, troubles digestifs, diarrhée. Parfois un peu de fièvre (38°,5). Urines acajou. Selles décolorées.

Opération le 9 décembre 1890. Incision médiane à l'épigastre jusqu'au-dessous de l'ombilic ; on ouvre le péritoine ; aspect cirrhotique du foie. Vésicule volumineuse ; ponction, on retire un verre à bordeaux de liquide biliaire ; incision de l'organe, on enlève un calcul déjà senti à travers les parois du réservoir de la bile. Vers le col on croit sentir un autre calcul engagé dans le cystique (c'était un ganglion induré) ; ce qui décida à faire la cholécystectomie. L'isolement de la vésicule est assez facile et donne peu de sang.

Double lien sur le col à l'origine du canal cystique.

Suture de l'épiploon au foie et à l'épiploon gastro-splénique pour isoler autant que possible le drain placé sous le foie jusqu'à la ligature.

Suture de la paroi par plans. Pansement stérilisé. Durée 1 heure.

Pendant les 10 premiers jours, l'état général de l'opéré fut très mauvais, en ce sens qu'il y eut aggravation de l'ictère, des frissons et de la fièvre (jusqu'à 39°,4 le 3e jour). Du reste, pas l'ombre d'accidents péritonitiques.

Le 11e jour, pansement inondé d'une grande quantité de bile, renfermant de très petits calculs (*gravelle biliaire*), soulagement énorme, température presque normale dès le soir.

Le 13e jour, grand frisson (40°), persistance de l'écoulement abondant de bile avec de nombreux graviers.

Le 17e jour, notable amélioration générale, pas de fièvre, l'écoulement de bile continue. Première selle colorée.

Le 22e jour (31 décembre), ictère presque nul, appétit, selles colorées, urines moins foncées ; le drain ne laisse passer que peu de bile et pas de calculs.

Le 1er février 1891, le malade quitte l'hôpital avec un peu de coloration des conjonctives et une fistule ne donnant plus qu'un peu de liquide séreux.

En mars, encore un peu de subictère ; appétit bon, pas de troubles digestifs, garde-robes colorées, urines normales, quelquefois rouges. La fistule est tarie depuis 20 jours.

L'auteur ajoute que, dans ce cas de *gravelle biliaire*, l'opération indiquée était la cholécystostomie, et se préoccupe de la possibilité d'accidents nouveaux de gravelle biliaire. Le malade revu en novembre 1891 et février 1892 est en très bonne santé et a pu reprendre ses occupations.

Obs. 56. — Terrier. — *Cholécystite calculeuse. Coliques hépatiques légères. Pas d'ictère. Tuméfaction de la vésicule et douleurs. Cholécystectomie. Guérison* (résumée). (*Congr. fr. de chir.*, 1892, p. 150.)

Femme 33 ans, opérée le 24 novembre 1891 ; suites opératoires simples sauf un peu de suppuration du drain et un petit abcès d'où s'éliminèrent 4 fils de soie. A sa sortie (18 décembre), la cicatrice très solide, sans éventration, présente 2 petites fistulettes ; état général excellent.

Revue 4 mois après, la malade a notablement engraissé ; ses règles ne sont revenues que tous les 2 mois et il y aurait quelques maux d'estomac intermittents. La cicatrice est déprimée au point où existait le drain, mais ne présente pas traces d'éventration. Aucune douleur locale du côté du ... au du tissu cicatriciel ; état général excellent.

Obs. 57. — Terrillon. — *Cholécystite calculeuse ; calcul du cystique. Cholécystectomie idéale. Guérison (résumée). (Bul. de thérapeutique, 1892.)*

M. G..., 37 ans, homme maigre, pâle, souffre du côté du foie et de l'estomac depuis l'âge de 32 ans. En 1889 et 1890, coliques hépatiques violentes avec ictère assez intense ; depuis un an, douleur permanente sous les fausses côtes du côté droit, exaspérée par la toux, les mouvements, la pression.

En 1890, le malade s'aperçoit que la région douloureuse est plus proéminente, et l'on constate une tuméfaction évidente au-dessous du bord du foie qui est gros ; légère teinte subictérique.

5 mai 1891. Laparotomie sur le bord externe du grand droit ; la vésicule est lisse, tendue, libre d'adhérences ; la ponction retire 300 grammes d'un liquide légèrement teinté de bile. On ouvre la vésicule et il en sort 47 petits calculs lisses du volume d'un pois ; un calcul plus gros est dans le cystique, on l'enlève sans trop de difficultés.

Isolement du cystique, ligature à la soie, section au thermocautère. Fermeture de la paroi sans drainage. Suites opératoires parfaites ; l'ictère disparaît complètement, mais le foie reste un peu gros.

Obs. 58. — Thiriar. — *Calculs de la vésicule ; calcul enclavé dans le cholédoque. Cholédocolitholripsie avec cathétérisme des voies biliaires et cholécystectomie idéale. Guérison (résumée). (An. de la Soc. belge de chir., 1894.)*

Femme 31 ans, a eu 4 enfants, souffre depuis 3 ans. A cette époque, elle a été prise brusquement d'un violent point de côté à droite, qui disparut au bout de quelque temps ; pas d'ictère, rien du côté des urines. Six mois après, même douleur subito beaucoup plus intense ; à partir de ce moment, accès réguliers et de plus en plus rapprochés. Depuis 3 mois, ces accès s'accompagnent d'ictère intense ; les douleurs sont de plus en plus violentes et se localisent au niveau de la vésicule biliaire. Vomissements incoercibles, constipation opiniâtre, selles blanches ; le malade dit avoir retrouvé des calculs dans ses selles.

Traitement antispasmodique, morphine.

Les jours qui précédèrent l'opération furent une longue série de coliques hépatiques ; appétit nul, teint fortement ictérique, urines bilieuses, amaigrissement. Au palper, on sent le bord inférieur du foie légèrement augmenté de volume ; on ne découvre rien du côté de la vésicule. On attribue tous ces phénomènes à l'enclavement d'un calcul dans le cholédoque.

Opération le 23 février 1893. Laparotomie sur le bord externe du grand droit, allant des fausses côtes au-dessous de l'ombilic ; en plus, incision transversale sectionnant le muscle droit. Vésicule petite, ratatinée, adhérente au foie, contenant 2 calculs du volume d'un pois enclavés dans le cystique, près du col ; un calcul gros comme une fève dans le cholédoque, qui est du volume du petit doigt.

La vésicule est séparée du foie, on l'incise et on fait sortir par expression les 2 calculs du col, mais on tente en vain de refouler le calcul du cholédoque dans la vésicule ou dans le duodénum ; mais on arrive à l'écraser entre le pouce et l'index et à refouler les fragments dans le duodénum au moyen d'une sonde en verre ; on fait le cathétérisme des voies biliaires pour s'assurer de leur perméabilité. Libération de la vésicule, ligature du cystique à la soie et cholécystectomie ; fermeture de l'abdomen sans drainage. Durée 1 heure et quart.

Suites des plus heureuses ; l'ictère diminue progressivement.

2 mars. Pansement ; à la partie inférieure de l'incision, forte collection purulente dans le tissu cellulaire.

18 mars. La malade sort guérie.

Revue dans la suite, la malade a engraissé, elle n'a plus de douleurs, sa santé est parfaite.

II. — Observations de cholécystectomie pour hydropisie vésiculaire.

Obs. 59. — Broca. — *Hydropisie de la vésicule biliaire par calculs oblitérant le cystique. Cholécystectomie. Guérison* (résumée). (*Gaz. Hebd.* 1894, p. 370.)

Femme de 38 ans, entre à l'hôpital Bichat le 1er août 1892. N'a jamais eu de coliques hépatiques, ni crises gastriques, ni ictère, ni urticaire. Réglée à 14 ans, une grossesse à 19 ans.

Entre à l'hôpital pour des troubles utérins (rétroversion adhérente avec salpingite double) et pour une tumeur qui occupe l'hypochondre droit et par moment cause des douleurs.

La malade s'est aperçue de cette tumeur il y a 2 mois ; à ce niveau, elle ressentait parfois des douleurs spontanées, passagères.

La palpation facile permet de sentir une tumeur située surtout à droite de l'ombilic ; elle est de surface lisse et régulière, de forme allongée ; elle est très mobile, dure, de consistance égale ; on pourrait penser à un rein flottant, mais le rein est trouvé à sa place, et la malade n'a jamais présenté de troubles urinaires ni les accidents accompagnant le rein flottant. Urines normales.

Le 22 août 1892, laparotomie médiane sus-ombilicale, qui permet de sentir derrière le grand droit, et parallèlement à lui, la tumeur tendue, rénitente, à surface lisse, ayant la forme d'une aubergine. On agrandit l'incision, et la vésicule apparut contenant un liquide transparent. Elle est libre par son fond, reliée au foie par un repli péritonéal. On sent des calculs dans le cystique ; rien d'autre à la palpation du hile hépatique.

En appuyant d'arrière en avant sur la face inférieure du canal cystique, on fit tomber facilement les calculs dans la vésicule. Libération de la vésicule, ligature aussi loin que possible sur le canal cystique et section entre cette ligature et une pince. Cautérisation du moignon et suture de la collerette péritonéale à l'angle supérieur de la plaie ; drainage, suture de la paroi à 3 étages.

Suites simples, quelques accès fébriles, guérison.

Un an après, santé parfaite, la malade a engraissé et n'accuse plus aucune douleur abdominale.

Analyse chimique du liquide : liquide transparent, un peu filant, 300 grammes environ. Neutre, ni suc, ni albumine, ni pigments biliaires, ni chaux. Chlorure de sodium en quantité notable. Traces appréciables de phosphore. Trace de peptones ? Calculs petits, au nombre de 20 environ, jaunes, à paillettes brillantes. Les ensemencements faits par M. Gilbert ont été absolument stériles.

Obs. 60. — Leonté. — *Hydropisie de la vésicule biliaire par calcul du cystique. Cholécystostomie, Fistule. Cholécystectomie secondaire partielle. Extraction d'un calcul. Guérison* (résumée) (*Congr. de chir.*, 1892).

Femme de 40 ans ayant eu une première crise de coliques hépatiques en décembre 1890 ; nouvelle crise en janvier 1891. — En mars, 3° crise avec un peu de fièvre, sensation de pesanteur dans l'hypochondre droit, puis apparition d'une tumeur ; ictère.

En avril 1891, bon état général, pas d'ictère, urines normales ; dans l'hypochondre droit, on sent une tumeur continue avec le foie, rénitente, sensible à la pression, descendant à 10 centimètres au-dessous du bord costal. Une ponction à la seringue de Pravaz donne un liquide clair, visqueux, sans éléments biliaires. On fait le diagnostic de kyste du pancréas.

25 avril 1891. Laparotomie médiane ; il s'agit de la vésicule biliaire. La tumeur adhérente ne peut pas être énucléée, elle est suturée à la paroi et ouverte. On retire 300 grammes de liquide clair, visqueux ; lavage de la poche, tamponnement et pansement.

La fistule donne du mucus, pas de bile ; le cathétérisme du canal cystique est essayé en vain à plusieurs reprises ; une fois, on sent un calcul qui est extrait avec une pince après dilatation à la laminaire de l'orifice fistuleux ; le cathétérisme ne peut pas encore être fait. Le 25 août, la malade sort avec une fistulette muqueuse ; elle revient le 25 octobre, la fistule s'est fermée et les douleurs ont disparu.

En face de cette vésicule inutile et même dangereuse, et du canal cystique imperméable, la cholécystectomie est décidée. Laparotomie et excision de la cicatrice, libération de la vésicule poussée le plus loin possible, excision de plus des trois quarts de la poche, suture du reste à la paroi, raclage et cautérisation de la muqueuse. Le cathétérisme du cystique est toujours impossible.

Guérison rapide.

Obs. 61. — Linder. — *Hydropisie de la vésicule biliaire par calcul enclavé dans le canal cystique. Cholécystectomie et cysticotomie. Guérison* (résumée) (*Berlin. klin. Woch.*, mars 1892.)

Femme, 26 ans, ayant du côté droit, outre un rein flottant, une tumeur piriforme grosse comme un œuf d'oie, située sous le bord externe du grand droit et très mobile en tous sens. La laparotomie confirme le diagnostic d'hydropisie de la vésicule biliaire. On trouve dans le cystique un calcul arrondi gros comme deux noyaux de cerise, impossible à déplacer. Ligature du cystique. Dans l'impossibilité d'isoler complètement la vésicule d'avec le foie à cause d'adhérences cicatricielles, on enlève ce qu'on peut et l'on suture le tronçon laissé en le recouvrant de péritoine. On ouvre ensuite le canal cystique dont on retire avec peine le calcul et quelques gouttes de liquide puriforme ; on referme ce canal par une suture au catgut.

Guérison sans autre incident qu'un abcès de la paroi abdominale.

Obs. 62. — Monod. — *Hydropisie de la vésicule biliaire contenant 232 calculs. Cholécystectomie idéale. Guérison* (résumée). (*Bul. de l'Acad. de Méd.*, 1893, et Th. de Monin.)

Homme de 44 ans, entrant à l'hôpital pour une tumeur siégeant dans le flanc droit, sous le bord externe du muscle grand droit, au niveau de l'ombilic qu'elle déborde largement en bas. Cette tumeur, qui n'est pas douloureuse à la pression, est un peu mobile de droite à gauche, surtout de haut en bas, et se laisse refouler en haut plutôt vers le foie que vers le rein. Aucun trouble fonctionnel. Le diagnostic est hésitant entre une tumeur du rein ou de l'épiploon et une dilatation de la vésicule biliaire.

Le 12 janvier 1893, laparotomie médiane sous-ombilicale de 4 à 5 centimètres de long, puis prolongée sur une même étendue au-dessus de l'ombilic. On voit derrière les anses intestinales une tumeur gris blanchâtre, tendue, ayant les apparences d'une tumeur kystique.

La ponction donne issue à 250 grammes de liquide clair et transparent comme de l'eau de roche. On constate alors que cette tumeur s'enfonce sous le foie et contient des corps durs mobiles les uns sur les autres, et l'on fait le diagnostic de vésicule calculeuse. On l'attire alors dans la plaie, on l'ouvre et on peut extraire 232 calculs à facettes de la taille d'une lentille à celle d'une noisette. L'exploration de la cavité montre qu'elle ne renferme plus de calculs ; on n'en trouve pas dans le cystique. Vu la nature du liquide et l'absence de troubles antérieurs du côté des voies biliaires, on conclut à l'oblitération du cystique et on extirpe la vésicule en fermant le moignon par deux plans de sutures. Fermeture de la paroi par trois plans de sutures, pansement à la gaze iodoformée.

Aucune réaction locale ou générale, le pansement est changé le 9e jour ; on enlève les fils, la réunion est complète. Le 26e jour, le malade est complètement guéri. Revu en mars, il jouit d'une excellente santé.

Obs. 63. — Peyrot. — *Occlusion intestinale. Hydropisie de la vésicule biliaire. Cholécystectomie, résection intestinale et entérorraphie circulaire. Mort* (résumée). (*Gaz. méd. de Picardie*, 1900.)

Il s'agit d'une malade opérée d'urgence pour occlusion intestinale. Après la laparotomie, un organe distendu fait saillie, qu'on prend d'abord pour l'estomac, mais il n'est pas rattaché aux épiploons. On attire au dehors une énorme poche à parois fort épaisses, blanc rosé, qui est la vésicule biliaire dilatée par une grande quantité de liquide. Il n'y a pas d'adhérences, on atteint facilement le pédicule cystique sur lequel on place une ligature et qu'on sectionne. Le cystique était oblitéré, néanmoins on doubla la surface de section avec la séreuse. Le tout ne dura que quelques minutes.

On recherche alors la cause de l'occlusion et l'on trouve une anse d'intestin gangrenée qu'on réséque ; entérorraphie circulaire. Mort quelques heures après.

L'examen de la vésicule montre qu'elle ne communiquait plus avec le reste des voies biliaires. Elle renferme 1.300 grammes de liquide muqueux, louche, ne présentant pas les caractères de la bile. Pas de calculs ni dans la vésicule, ni sur ses parois.

La malade n'avait jamais eu ni coliques ni ictère ; il n'est pas douteux que ce soit l'oblitération du cystique qui ait déterminé l'énorme hydropisie de la vésicule. Cette oblitération du cystique serait survenue vraisemblablement après des phénomènes péritonitiques observés après la réduction d'une hernie étranglée.

Obs. 64. — Richardson. — *Hydropisie de la vésicule biliaire par calcul enclavé dans le canal cystique. Cysticotomie et cholécystectomie. Guérison* (résumée) (*Med. Rec.*, 8 novembre 1894).

Femme, 32 ans, ayant eu plusieurs attaques de coliques hépatiques, présente une tumeur allongée, réniforme du côté droit de l'abdomen, au niveau de l'ombilic. Cette tumeur est d'abord prise pour un rein mobile. Mais une palpation plus attentive montre ses connexions avec la vésicule biliaire.

Ouverture de l'abdomen sur la ligne semi-lunaire droite : on trouve la vésicule très distendue, prête à éclater ; on aspire le contenu qui est du liquide clair et l'on attire la vésicule à travers la paroi. Il existe un gros calcul enclavé dans le cystique, on essaye vainement de le déloger. On incise le canal, mais le calcul est tellement adhérent qu'il semble plus prudent d'enlever tout. On place une ligature sur le cystique au-dessous de l'incision. Drain et mèche près de la ligature, suture abdominale, sauf sur une longueur de 2 centimètres. Guérison rapide. La malade, entrée le 9 juin, part le 21 juillet.

Obs. 65. — SPRENGEL. — *Hydropisie de la vésicule par calcul de la fin du cystique. Refoulement du calcul dans le cholédoque dilaté qu'on prend pour l'intestin ; accidents marqués avec ictère nécessitant une seconde intervention. Calcul de la terminaison du cystique et calcul du canal hépatique. Cholédochentérostomie et cholécystectomie idéale. Guérison (résumée) (in Th. MORIN).*

Femme de 40 ans, se plaint de crises douloureuses sans ictère depuis plusieurs mois. Santé très altérée, incapacité de travailler.

Laparotomie latérale ; hernie de la vésicule pas très distendue, mais à parois très épaisses, dures, presque érectiles. On ne sent pas de calculs dans la vésicule, mais on en sent un au confluent d'un petit canal et d'un plus volumineux. On refoule la pierre dans l'intestin et on recoud la paroi.

Trois semaines après, retour des accidents, ictère très marqué.

Seconde opération ; même incision, même état de la vésicule qui ne renferme pas de calculs, mais on en rencontre un au même point que lors de la première intervention, c'est-à-dire au point où le cystique se jette dans le cholédoque très dilaté. Un autre calcul dans l'hépatique. On refoule les deux calculs dans la vésicule et l'on établit une large communication entre le cholédoque et le duodénum (cholédochentérostomie) pour éviter toute stase biliaire et toute formation de calculs dans ce canal très dilaté. Extirpation de la vésicule, fermeture de l'abdomen sans drainage.

Trois mois après l'opération la malade va très bien, elle a engraissé de 10 livres ; aucun accident local ou général.

Obs. 66. — TERRIER. — *Hydropisie de la vésicule biliaire altérée ; calculs enclavés au niveau du col. Cholécystectomie. Guérison (résumée) (Bul. de l'Acad. de Méd., juin 1891).*

Femme de 45 ans souffrant depuis 17 ans. En novembre 1890, douleurs dans l'hypochondre droit, avec mouvement fébrile, tuméfaction de la région, constipation. Ni coliques hépatiques, ni ictère. En janvier 1891, reprises des douleurs. En avril 1891, on sent sous le rebord costal droit une tumeur dure, inégale, arrondie atteignant presque l'ombilic, peu sensible suivant les mouvements respiratoires ; ni ballottement, ni matité absolue. Dilatation de l'estomac.

Le 2 mai 1891, laparotomie médiane ; la vésicule forme une masse dure, lobulée, adhérente, elle se déchire au cours des tentatives d'isolement, issue d'un liquide clair, filant avec quelques stries puriformes.

Incision large de la poche, extraction d'un premier calcul libre, d'un deuxième par une incision au niveau du col, où il y en a un troisième qu'on extrait par une seconde incision au niveau du col après isolement de la vésicule. Le canal cystique est complètement oblitéré et la bile ne reflue pas vers la plaie ; ligature du col, extirpation de la vésicule et cautérisation du moignon. Drain.

3 mai. Vomissements bilieux ; le 5, un peu d'ictère.

17 mai. Suppression du drain; le 30, guérison.

En avril 1892, état général bon, douleur à la pression en dehors et en haut de la cicatrice.

III. — Observations de cholécystectomie pour cholécystite suppurée.

Obs. 67. — *Appendicite et cholécystite aiguës. Appendicectomie et cholécystectomie. Mort par hémorrhagie provenant d'une artériole anormale* (Personnelle).

Marguerite B..., 30 ans, entre salle Foucher, le 3 août 1901. Réglée à 16 ans, elle a eu 3 enfants et une fausse couche ; le dernier accouchement date du 20 juillet 1901. Depuis son accouchement elle a toujours souffert du ventre ; le point de Mac Burney semble bien marqué. Vomissements, alternatives de diarrhée et de constipation, langue sèche, T. 37°, puis 38°,3.

Le ventre est tendu, dur, on ne sent pas grand'chose, la douleur remonte ; on fait le diagnostic d'appendicite et l'on craint un abcès.

6 août. Sous le chloroforme, le ventre se laisse déprimer, on ne sent pas de tumeur. M. Routier fait la laparotomie sur le bord du grand droit, l'appendice est long, peu malade, mais il y a du liquide séreux dans le ventre.

En cherchant ailleurs, on sent la vésicule plus grosse qu'une forte banane, dure, irrégulière, on prolonge l'incision en haut. Ponction aspiratrice, liquide séreux noir. Libération et section de la vésicule après ligature au catgut. Hémorrhagie très forte venant du fond, d'où ? on ne sait, et l'on doit finir en laissant deux pinces à demeure et des mèches pour tamponner. Suture de la paroi aux crins pour rétrécir.

La vésicule a des parois de 2 à 3 centimètres d'épaisseur, elle est très rouge à l'intérieur et contient un calcul.

Mort le 8 août.

Autopsie. On trouve du sang dans la cavité abdominale ; la double ligature placée sur le cystique n'a pas cédé, elle était bien placée sur le canal et l'artère cystique ; mais une artériole partant de la cystique et sectionnée est béante, c'est par elle que s'est produite l'hémorrhagie qui a été assez considérable pour amener la mort, ce qui s'explique par un volume assez considérable.

Obs. 68. — Beck. — *Cholécystite calculeuse suppurée avec gangrène de la vésicule ; péritonite diffuse consécutive. Calcul enclavé dans le canal cystique Cholécystectomie. Mort (résumée). (N. York med. Journ., 8 mai 18 .)*

Homme 46 ans, n'ayant aucun antécédent morbide, est pris subitement de symptômes de péritonite ; pas d'ictère. L'abdomen est très distendu, douloureux dans la région vésiculaire. On fait le diagnostic de cholécystite avec calcul enclavé.

Laparotomie 4 heures après ; péritonite diffuse ; la vésicule biliaire très difficile à aborder est gangrénée presque en totalité ; elle est remplie d'un pus fétide et contient 5 calculs gros comme un pois. Un calcul gros comme un haricot est enclavé dans le cystique.

Cholécystectomie tamponnement à la gaze iodoformée, suture partielle de la paroi. Mort le lendemain.

Obs. 69. — Dawson. — *Cholécystite suppurée. Cholécystectomie. Guérison (résumée). (Gaz. Hebdom., 1891, p. 70.)*

Femme de 30 ans, hystérique, accuse un jour dans une crise une douleur abdominale sourde ; au bout de quelque temps, on lui trouve dans l'hypochondre droit une tumeur dont la ponction fournit un liquide bilieux.

La température survenant, on se décide à intervenir ; incision sur le bord externe du grand droit. Cholécystectomie sans particularité opératoire. Le seul point intéressant est d'ordre anatomique ; la paroi vésiculaire très enflammée et très épaissie (2 centimètres) contenait un abcès ouvert dans la vésicule.

Guérison après du méléna.

Obs. 70. — Helferich. — *Cholécystite calculeuse suppurée avec péricystite. Calcul enclavé dans le canal cystique. Cholécystectomie idéale. Guérison* (résumée). (*Deut. Med. Woch.*, 1892, p. 1020.)

Homme 42 ans, se plaint depuis le commencement d'avril 1892 de douleurs abdominales ; jamais d'ictère. On trouve dans l'abdomen une tumeur qui, d'après sa situation, sa forme et ses rapports, est prise pour une vésicule biliaire hypertrophiée.

Le siège et la violence des douleurs font penser à des adhérences inflammatoires et au caractère purulent du contenu de la vésicule.

7 juillet. Laparotomie sur le bord externe du grand droit ; le diagnostic est confirmé ; seconde incision perpendiculaire sur le milieu de la première. Les adhérences de la tumeur au côlon transverse sont séparées et la vésicule est ouverte après protection de la cavité abdominale ; il s'en échappe 250 grammes de pus fétide avec des gouttelettes graisseuses et des débris de calculs ; nettoyage de la vésicule avec une solution salée stérilisée. Un calcul très gros enclavé dans le cystique est extrait par morceaux après écrasement sur place.

A cause du caractère purulent du contenu, du siège de l'abcès en arrière du cystique, du déplacement considérable de la vésicule, on fait la cholécystectomie en plaçant la ligature sur le cystique au delà du calcul sur les parties saines. Suture du moignon à la Lembert après désinfection au sublimé.

Suture de la paroi en plusieurs plans, sans drainage du bas-ventre. Pas de réaction à la suite ; la plus haute température s'élève à 37°,7 le second jour.

Le patient se releva très vite et guérit parfaitement.

Port d'une ceinture.

Obs. 71. — Lejars. — *Cholécystite calculeuse suppurée. Cholécystectomie. Guérison.* (*Rev. de chir.*, 1896.)

W..., Marie, 35 ans, journalière, entre à l'hôpital Beaujon, salle Huguier, n° 20, le 22 mai 1895. Il semble que la lithiase biliaire soit héréditaire dans sa famille ; son père en est mort, nous dit-elle, il avait eu de très fréquentes crises de coliques hépatiques. Une sœur a été aussi fréquemment atteinte des mêmes coliques : elle est morte poitrinaire.

Depuis l'âge de 15 ans, la malade aurait eu, à maintes reprises, des accès douloureux hépatiques, revêtant l'allure de coliques frustes, ne s'accompagnant jamais d'ictère ni de décoloration des selles. Elle souffrait, d'ailleurs, d'une façon presque continue de la région du foie, et elle était sujette à de fréquents désordres digestifs, en général peu durables.

Il y a un mois, en avril, les douleurs ont acquis assez brusquement une intensité jusqu'alors inconnue : les crises de coliques étaient subintrantes et fébriles. Pâle, amaigrie, d'aspect très déprimé, la malade, d'abord soignée chez elle, est finalement contrainte de se faire transporter à l'hôpital.

La température est de 40°,4 le soir et retombe le matin à 38°, avec de grandes oscillations ; le pouls est fréquent et un peu petit, la peau chaude et sèche.

Le flanc droit est occupé par une volumineuse tumeur, très douloureuse à la pression, fluctuante, qui descend jusqu'à 2 travers de doigt au-dessous de l'ombilic, et dont la largeur mesure de 7 à 8 centimètres. Cette tumeur tient évidemment à la face inférieure du foie, elle est mobile, avec lui, dans les mouvements respiratoires. Le diagnostic est celui de cholécystite calculeuse suppurée, et, en présence des accidents, une intervention rapide paraît urgente.

Le 20 mai 1895, après avoir pratiqué la laparotomie médiane sus-ombilicale, je découvre une vésicule de dimensions colossales, adhérente sur tout son pourtour à l'épiploon, qui se laisse aisément décoller. Je l'attire tout entière hors de la plaie et je la ponctionne avec l'appareil aspirateur ; il sort environ un quart de litre de pus. Des compresses stérilisées ont été disposées au-dessous et tout autour d'elle, et isolent absolument la cavité abdominale. Le trocart est retiré, et l'orifice de la ponction soigneusement pincé ; on sent alors, à travers la paroi flasque de la vésicule, de très gros calculs, qui se prolongent jusque dans le col et paraissent l'oblitérer complètement. La face supérieure de l'organe est libérée peu à peu, aux ciseaux courbes et surtout aux doigts, de la fossette correspondante du foie, non sans un suintement sanguin noirâtre assez notable : cette libération est poursuivie jusqu'à l'origine du canal cystique, qui est enserré par deux clamps, et sectionné entre eux ; la masse est alors enlevée en totalité. Double ligature à la soie sur le canal cystique, détersion du foyer, drainage à la Mickulicz, réunion partielle de la paroi. J'ajoute qu'on s'était assuré, au cours de l'opération, de l'absence de toute induration calculeuse le long du canal cholédoque.

Le résultat de l'intervention fut excellent et immédiat : dès le soir, la température, qui montait la veille encore à 39°, était retombée à la normale. Il n'y eut pas de vomissements, aucun incident local. Le drainage fut retiré au troisième jour, et les fils au douzième. La réunion était complète au quinzième jour. Le 26 juin, la malade quittait l'hôpital dans le meilleur état.

Depuis lors, aucun accident ne s'est reproduit, aucune douleur ; notre opérée a notablement engraissé, et sa santé est florissante. La région sous-hépatique n'est le siège d'aucune sensibilité. Ici encore, la guérison paraît acquise.

Quant à la vésicule, elle était bosselée et irrégulière et contenait, au milieu d'un liquide purulent, 5 gros calculs de cholestérine ; l'un d'eux était enclavé dans le col, qu'il obturait complètement. La paroi était épaisse, d'un demi-centimètre à 1 centimètre, dure, comme lardacée ; la muqueuse, rouge, était largement ulcérée par places.

Obs. 72. — Vautrin. — *Empyème de la vésicule biliaire avec calculs du cystique et péricystite. Cholécystectomie. Guérison (résumée). (Rev. méd. de l'Est, 1895, p. 36.)*

Mme C..., 34 ans, a toujours été bien portante. En septembre 1894, elle a ressenti dans la partie droite du ventre des douleurs lancinantes et intermittentes très vives ; ces douleurs continuèrent en se rapprochant jusqu'en octobre. A ce moment fièvre intense (39°,5) et frissons répétés obligeant la malade à garder le lit.

A son entrée à l'hôpital, phénomènes généraux graves, douleurs très violentes, inappétence, température à 40°, constipation opiniâtre. Apparition dans l'hypochondre droit d'une tuméfaction très douloureuse. Rien dans les urines. Diagnostic : empyème de la vésicule avec calculs du cystique ou du col de la vésicule.

10 novembre 1894, incision sur le bord externe du grand droit : on tombe sur une tumeur adhérente à la paroi et au gros intestin.

Libération de l'intestin. Ponction de la vésicule, 100 grammes de liquide purulent, puis 50 grammes environ de pus mélangé de bile. Décortication très difficile, libération du cystique gros comme le petit doigt dans lequel on sent un certain nombre de calculs disposés en chapelet qu'on peut extraire avec une curette. Ligature du cystique, drainage et suture de la paroi.

Suites opératoires simples sans incident ; pendant quelques jours le pansement fut souillé de bile provenant de la surface hépatique; 15 jours après l'intervention, la malade était entièrement guérie.

IV. — Observations de cholécystectomie associée.

a) *Cholécystectomie avec cysticotomie.*

Obs. 73. — *Lithiase biliaire avec crises répétées de coliques hépatiques ; calcul de la vésicule et calculs du cystique. Cholécystectomie et cysticotomie. Guérison.* (Personnelle).

Mme Alph. B..., 42 ans, entre à Necker, service de M. Routier, salle Foucher, n° 6, le 23 avril 1901, pour accidents de lithiase biliaire.

Réglée à 12 ans, elle a eu 6 enfants, le dernier il y a 2 ans ; grossesses, accouchements et suites de couches normaux. Aucune maladie grave.

Depuis une quinzaine d'années la malade avait souvent des douleurs parfois assez intenses dans la région épigastrique avec troubles digestifs consistant en digestions difficiles, constipation opiniâtre.

Ce n'est qu'il y a 2 ans, 10 jours environ après son dernier accouchement, que la malade fut prise d'un violent accès de coliques hépatiques avec ictère qui persista plusieurs jours ; la malade fut calmée par des injections de morphine.

Depuis cette époque la malade a eu de fréquentes crises de coliques hépatiques, dont elle ne peut préciser la date ; mais ce qu'elle sait parfaitement, c'est que ces crises devinrent de plus en plus rapprochées, tous les 15 jours environ pendant ces derniers temps ; dans l'intervalle reste une sorte d'endolorissement des régions vésiculaire et épigastrique avec troubles digestifs et amaigrissement. Variole légère en novembre 1900.

A l'examen, pas de tumeur biliaire, mais la palpation de l'hypochondre réveille de la douleur et de la contracture musculaire qui gênent l'exploration ; pas d'ictère, pas de décoloration des matières, urines claires.

27 avril. M. Routier fait la laparotomie sur le bord externe du grand droit ; l'intestin adhère au foie, il faut le détacher aux ciseaux pour arriver sur la vésicule petite et cachée sous le foie et dans laquelle on sent 2 calculs très loin au-delà du col. On libère la vésicule qui est très adhérente, mais elle se déchire et il en sort une bouillie jaunâtre ; on fixe ses parois et on l'attire fortement pour pouvoir amener les calculs situés très loin dans le cystique, mais on ne peut arriver à les mobiliser sauf un qui probablement était dans la vésicule ; on est obligé d'inciser le canal cystique, et il en sort 3 calculs du volume d'une noisette ; malgré la profondeur à laquelle on opère, en tirant sur la vésicule on parvient avec les 2 index à explorer les voies biliaires et l'on ramène un calcul venant probablement du cholédoque, on l'énuclée par l'incision du cystique ; on ne sent plus rien dans les canaux biliaires.

Ligature au catgut du cystique au delà de l'incision, mais, à la limite, section et thermocautérisation, un drain et une mèche ; suture du reste de la paroi au fil de bronze d'aluminium. Suites opératoires bonnes.

Le 1er mai, ablation de la mèche et raccourcissement du drain ; le 2 il coule de la bile en grande quantité, on doit renouveler le pansement matin et soir ; d'ailleurs, la malade se trouve très bien ; elle ne souffre plus, elle réclame à manger. Les jours suivants, la bile coule un peu moins, à partir du 8 mai, on ne fait plus qu'un pansement par jour ; le 14, la malade expulse un calcul biliaire, du volume d'une grosse noisette ; à partir de ce jour, l'écoulement biliaire diminue considérablement et la malade quitte l'hôpital le 23 mai parfaitement guérie.

Nous avons revu cette malade le 10 février 1902, elle a considérable-

ment engraissé et se porte bien ; elle a vomi une fois une grande quantité de bile, mais ne présente aucun trouble digestif.

Elle ressent de temps à autre quelques tiraillements au niveau de sa
cicatrice ; on trouve en effet un petit orifice grand comme une pièce
d'un franc, début d'éventration correspondant à la sortie du drain.

4 mars 1902. Cure de cette éventration.

OBS. 74. — M. WEEKS. — *Calculs de la vésicule, calcul enclavé dans le
cystique. Cholécystectomie et cysticotomie. Guérison* (résumée).
(*Assoc. Amér. de Chir.*, 1895.)

Femme 47 ans, crises douloureuses depuis 4 ans dans la partie supérieure de l'abdomen. La douleur a pour point de départ l'hypochondre
droit, avec parfois des irradiations vers l'épaule droite ; elle est des plus
intenses dans la région épigastrique et de là se propage jusqu'au cou.
Pendant les paroxysmes, vomissements de bile.

Diagnostic : occlusion du canal cystique.

Laparotomie sur le bord externe du muscle droit ; vésicule biliaire
contractée contenant une douzaine de petits calculs dont les plus gros
ont le volume d'un pois. Le canal cystique est obstrué par un gros calcul (20 centimètres de long sur 14 millimètres de large) qu'on enlève par
cysticotomie. On réséque ensuite la vésicule et on lie le cystique le plus
loin possible, mais on ne peut arriver au delà de l'incision, de sorte qu'il
reste une ouverture par où peut s'écouler la bile.

Drain en verre jusqu'au fond de la plaie, pansement iodoformé.

Pendant quelque temps, douleur, vomissements, fièvre, écoulement
d'une grande quantité de bile, 5 jours après l'opération la malade se
sentit bien et quitta l'hôpital au bout de 3 semaines, parfaitement guérie.

b) *Cholécystectomie avec Cholédocotomie.*

OBS. 75. — ROUTIER et H. MILLIET. — *Cholécystite calculeuse chronique
avec calculs des canaux cystique et cholédoque ; crises répétées de
coliques hépatiques. Cholécystectomie et cholédocotomie sans sutures.
Guérison.* (*Bul. de la Soc. Anatomique*, janvier 1902.)

Mme G... femme L...., concierge, 50 ans, adressée par le Dr Dartigues,
entre à l'hôpital Necker, pav. Nélaton, n° 4, le 25 novembre 1901, pour des
crises répétées et de plus en plus intenses de coliques hépatiques. Rien
à noter dans ses antécédents héréditaires. Elle n'a jamais fait aucune
grande maladie ; réglée à 13 ans, toujours régulièrement, elle a eu
6 enfants, le premier à 19 ans, le dernier à 30 ans.

A l'âge de 26 ans, après une de ses couches, elle aurait eu quelques douleurs dans la région hépatique et à l'épigastre, ces douleurs n'ont pas été très violentes et ont cédé rapidement : à sa dernière grossesse, c'est-à-dire à 30 ans, elle aurait eu au commencement du 9e mois des coliques très violentes pendant 3 jours qui auraient fait croire à un accouchement prématuré.

Les douleurs très intenses siégeaient surtout au niveau de l'hypochondre droit, revenaient par crises aiguës; il n'y eut pas d'ictère, les douleurs cédèrent à des injections de morphine. La grossesse continua à évoluer et se termina heureusement comme les précédentes.

A partir de cette époque la malade ne fit aucune maladie en dehors de ses crises hépatiques sur lesquelles elle est très explicite. Elle fut relativement bien portante jusqu'en 1890, sauf de temps en temps, mais assez rarement, quelques douleurs à l'épigastre qu'elle appelle « ses crampes d'estomac ». En 1890 elle fut prise d'une crise violente de coliques hépatiques qui dura plusieurs jours; cette crise fut absolument typique; vomissements, douleurs dans les régions vésiculaire et hépatique avec irradiations vers l'épigastre et l'épaule droite, douleurs très aiguës arrachant des cris à la malade et cédant à la morphine, il n'y eut pas d'ictère, cependant la malade n'a pas examiné ses fèces et ne sait ni quelle était leur coloration, ni si elles renfermaient des concrétions.

Depuis 1890 la malade eut très fréquemment de petites crises douloureuses à forme gastralgique, pour lesquelles elle fut soignée par le Dr Dufour, mais aucune n'atteignit une grande violence. La santé de la malade n'était pas altérée, cependant elle présentait des troubles digestifs assez marqués : inappétence, digestions pénibles, constipation, mais en somme jusqu'à 1901 sa vie était très tolérable. Le 12 février 1901 elle fut prise d'une nouvelle crise aiguë comme elle n'en avait jamais eu ; cette crise dura tout le mois de février, dit la malade, avec quelques rémissions de un à deux jours ; elle semble avoir eu une série de crises, mais à aucun moment elle n'eut de fièvre ni d'ictère.

Après un repit d'une quinzaine de jours, nouvelle crise de coliques intenses vers le 15 mars, cette fois avec ictère peu accentué, décoloration des matières et légère élévation de température, tous phénomènes qui disparaissent quelques jours après la fin de la crise. Mais ces crises se renouvellent fréquemment à partir de ce moment, 2, 3 et 4 fois par mois ; dans l'intervalle reste un endolorissement de toute la région hépatique avec douleurs à l'épigastre et dans le dos ; la malade dit n'être pas un jour sans souffrir.

Les troubles digestifs s'accentuent, la malade maigrit ; du 3 mai au 12 juin, elle a perdu 12 livres, et devant son état qui s'aggrave, on l'envoie faire une saison à Vichy, fin juin jusqu'au 10 juillet.

A son retour elle est un peu améliorée, elle souffre moins, mais l'appétit ne revient pas, elle rend quelques calculs dans ses matières.

Le mieux fut de courte durée, car au commencement de septembre les crises reparurent, toujours violentes, se renouvelant tous les 8 ou 10 jours avec jaunisse et légère élévation thermique ; depuis ce moment jusqu'à son entrée, elles ne quittent pour ainsi dire pas la malade, dont l'état général a changé beaucoup. En février elle pesait 95 kilogrammes ; le 25 novembre, elle ne pèse plus que 73 kilogrammes ; en l'espace de 10 mois elle a perdu 22 kilogrammes.

La malade est très difficile à examiner, à cause d'un panicule adipeux très épais ; de plus, la palpation est très gênée par la contracture musculaire au niveau de l'hypochondre droit. Cette région est douloureuse, et la contracture empêchant la palpation profonde, il est impossible de se rendre compte s'il existe une tumeur biliaire.

Néanmoins, se basant sur les accidents relatés par la malade et son médecin, sur son état actuel, douleur et défense musculaire dans la région vésiculaire, léger subictère, matières un peu décolorées, urines bilieuses, amaigrissement, on fait le diagnostic de cholécystite calculeuse nécessitant une intervention chirurgicale que la malade réclame d'ailleurs pour mettre un terme à ses souffrances.

30 novembre. M. Routier fait la laparotomie latérale à travers le muscle droit ; on arrive sur le foie qui, relevé, laisse voir une vésicule dilatée, très épaissie, avec des adhérences péricystiques. On la sent bourrée de calculs, on cherche à la séparer du foie, mais on ne peut y arriver ; d'ailleurs, les manœuvres sont difficiles, la paroi abdominale étant très épaisse et la vésicule très profonde.

Le champ opératoire étant bien garni de compresses stérilisées protégeant en bas l'intestin, on ouvre la vésicule qui donne issue à du pus épais jaunâtre et à 85 calculs de toutes dimensions. La vésicule est lavée à l'eau bouillie et l'on a alors une coque à parois épaisses, dures, scléreuses. Au-dessous, dans un canal séparé de la vésicule par une partie rétrécie, on incise sur le calcul et il sort 3 calculs dont 2 gros. En palpant plus profondément avec les deux index pour se rendre compte de l'état du cholédoque, on sent un calcul mobile qui glisse tantôt à droite, tantôt à gauche, comme s'il allait du cholédoque à l'hépatique, on le fixe avec les index pour essayer de l'amener à sortir par l'incision du cystique, mais sans succès. On le fixe alors le plus haut possible avec un index et sur le calcul on incise le canal, ce qui semble faire la troisième poche ouverte, le calcul fait issue et en même temps de la bile.

La profondeur de ce canal excluait toute tentative de suture, on plaça une pince pour rétrécir l'ouverture. Il fut alors facile de libérer la vésicule, qui se laissa plus facilement détacher du foie ; la libération fut prolongée jusqu'au delà de l'incision du canal cystique dont les lèvres avaient été repérées avec des pinces, et l'on plaça une double ligature au catgut sur le canal cystique qui fut sectionné au thermocautère ; le moignon fut cautérisé et la plaie asséchée. On plaça alors 3 drains allant au niveau du moignon et de l'incision du cholédoque ; 3 mèches de gaze stérilisées bien étalées furent placées de façon à isoler le foyer et à le séparer de la grande cavité péritonéale ; 2 fils de bronze d'aluminium rapprochèrent les lèvres de la plaie à ses extrémités ; la partie moyenne laissa passer les mèches et les drains ; pansement à plat à la gaze stérilisée. L'opération avait été laborieuse, durée 45 minutes. La journée fut bonne, à part quelques vomissements au réveil, la malade se trouva bien et passa une bonne nuit sans souffrir par trop. T. le soir. 37°,2. P. 72.

1er décembre. La malade va bien. T. 37° le matin, 37°,4 le soir, 1 litre d'urines très chargées.

2 décembre. On refait le pansement qui est souillé de bile, et on enlève la pince laissée sur le cholédoque. T. 37°,4 et 37. La malade s'alimente avec du lait coupé d'eau de Vichy.

3 décembre. La malade va très bien ; urines claires, 1 litre ; lavement, garde-robe jaunâtre ; l'ictère a disparu. T. 37°,8, 37°,4, le pansement est imbibé de bile.

4 décembre. Il s'est écoulé une grande quantité de bile ; les mèches sont un peu sorties et coupées. Urines 1 litre 1/2 claires. T. 37°,5. Quelques vomissements dans la nuit. A partir de ce jour, le pansement souillé de bile est renouvelé tous les matins ; la température reste entre 37° et 37°,4, les garde-robes sont régulières et colorées ; les urines normales (12 à 1.500 grammes par jour) ; l'état de la malade est des plus satisfaisants.

5 décembre. Ablation d'un drain et des 3 mèches.

8 décembre. Ablation d'un second drain. Le dernier est enlevé le 9 décembre, et on laisse simplement une petite mèche dans la plaie avec un pansement à plat.

10 décembre. Le pansement est à peine souillé de bile, et le 11 il ne s'écoule plus du tout de bile ; reste une petite plaie, profonde de 1 centimètre et demi ou 2, qui bourgeonne et se comble petit à petit ; cette plaie est assez large, car l'incision avait été faite longue en raison de la profondeur de la vésicule. A partir du 12 la malade put être considérée comme guérie, elle ne souffre plus et est enchantée de son état.

Elle sort le 29 décembre complètement guérie ; reste au niveau de sa cicatrice, un petit bourgeon charnu qui n'est pas encore cicatrisé ; quelques jours plus tard, le catgut placé sur le moignon s'élimine et à partir de ce moment la cicatrisation de la plaie se fit très vite.

Revue le 8 mars 1902 en très bonne santé.

Obs. 70. — *Cholécystite calculeuse. Oblitération du canal cystique. Calculs du cholédoque et de l'hépatique. Cholécystectomie et cholédocotomie sans sutures. Mort par néphrite* (Inédite, due à M. Routier).

Mme Isabelle B..., 57 ans, entre salle Foucher le 21 mai 1900, avec de l'ictère généralisé datant de 2 mois.

Première attaque de colique hépatique avec ictère il y a 9 ans.

Depuis, petites crises moins fortes.

Il y a 2 mois, forte crise avec ictère qui a persisté.

Urines vertes, fèces décolorées ; bon état général, pas de tumeur biliaire.

29 mai 1900. Laparotomie à travers le muscle droit ; la vésicule est rétractée, épaissie, pleine de calculs ; je sens des calculs fort loin, dans le cholédoque sans doute.

Libération pénible de la vésicule, je l'ouvre, il s'en échappe des calculs comme des truffes, tout petits ; par le canal qui lui fait suite, je recherche inutilement l'orifice avec la sonde cannelée. Je dissèque alors le canal où je sens les calculs, je l'ouvre, il en sort 4. Résection de la vésicule. Les canaux hépatiques sont dilatés ; je ne referme pas l'ouverture du cholédoque, il vient un calcul de l'hépatique. Drain, mèches, suture de la paroi au crin.

1er juin. État parfait. P. 80. T° 87° ; mais la malade n'a rendu que 40 grammes d'urines en 2 jours.

2 juin. Malgré la théobromine et la caféine, pas d'urine.

4 juin. Autopsie. Pas la moindre trace de péritonite, la bile n'avait plus coulé par le drain du jour où l'urine avait cessé aussi.

Reins petits, mous, sans substance corticale. Cette malade est morte de néphrite.

Obs. 77. — Robert Abbe. — *Calculs de la vésicule biliaire et des canaux cystique, hépatique et cholédoque. Cholédocotomie et cholécystectomie. Guérison (résumée). (New-York Med. Journ., janvier 1892.)*

A. C...., âgée de 36 ans, bien portante jusqu'à il y a 2 ans et demi ; à cette date première crise de coliques hépatiques, avec ictère. Les douleurs s'apaisèrent rapidement, mais l'ictère augmenta et, pendant toute cette période, n'a varié que pour s'accentuer. Amaigrissement de 30 livres ; indigestions fréquentes et vomissements ; selles argileuses, urines couleur de stout. Il y a 2 mois, nouvelle crise très violente de coliques hépatiques avec crises nerveuses.

Actuellement, coloration ictérique très prononcée de la peau de la face, du corps et des muqueuses. Teint plutôt vert noirâtre que jaune. Foie, augmenté de volume, descend à 5 centimètres au-dessous du rebord costal.

Profondément on sent une tuméfaction siégeant au voisinage du pylore.

État général mauvais, l'urine contient 5 p. 100 d'albumine et de cylindres hyalins.

13 avril 1891, après anesthésie à l'éther, incision verticale au niveau de la vésicule biliaire. Les adhérences de l'estomac à la vésicule biliaire et au foie masquaient la région ; ces adhérences sont libérées par dissec-

tion. On sent alors plusieurs calculs de moyen volume dans la vésicule qui est plutôt petite ainsi que dans le canal cystique ; on sent aussi un autre calcul gros comme une noix, plus loin dans le cholédoque.

Ouverture de la vésicule ; il s'en écoule un peu de bile visqueuse. Ablation des calculs de la vésicule ; il est nécessaire d'inciser le canal cystique pour en extraire d'autres calculs.

On ne peut ni enlever ni écraser le calcul du cholédoque ; on incise la paroi de ce canal en prolongeant l'incision de la vésicule et du cystique, et l'on extrait le calcul enclavé entre deux rétrécissements.

Suture du cholédoque à la soie fine et ablation de la vésicule et du canal cystique, ne laissant que le canal hépatique largement dilaté d'où on avait enlevé d'autres calculs.

Un drain dans le canal hépatique, un autre à la jonction des deux canaux, entouré de gaze iodoformée.

Pendant 2 jours, écoulement d'une grande quantité de bile.

L'ictère diminua, l'urine devint plus claire. A la fin de la 1re semaine survint un point de pleurésie sèche qui guérit lentement. Les selles furent colorées au 9e jour. Une semaine après, abcès du dos qui retarda la convalescence.

Au bout de 4 semaines la malade allait bien, il ne restait plus qu'une fistule biliaire par laquelle sortait la plus grande partie de la bile. La coloration des selles prouvant qu'il en passait dans l'intestin, fermeture immédiate et complète de la fistule suivie de guérison.

Dans la 5e semaine la bile suivait son cours normal ; la guérison était complète. Seule la pigmentation de la peau ne disparaissait que lentement.

Cette femme a repris son travail pendant l'été suivant ; sa santé est actuellement parfaite et son teint absolument normal.

Obs. 78. — GIBSON. — *Calcul du cystique et du cholédoque ; cholédoco-tomie, extraction des calculs, cathétérisme des voies biliaires, cholécystectomie, hémorrhagie. Mort (résumée). (Med. Rec., 1900, p. 977.)*

Femme de 40 ans, présentant un ictère chronique intense et ayant maigri considérablement.

Incision de 18 centimètres au-dessous du rebord costal et parallèle à lui.

La vésicule cachée sous le foie présente le volume d'une pomme sauvage ; on trouve un calcul dans le cystique et un plus gros dans la partie supérieure du chodéloque. Cholédocotomie, ablation des deux calculs ; le cathétérisme ayant montré la perméabilité du cholédoque, on le suture mais avec difficulté et l'on extirpe la vésicule biliaire.

Suintement sanguin très abondant de tout le champ opératoire, tamponnement, drainage, suture d'une partie de l'incision.

Suites opératoires mauvaises : le pansement est souillé de beaucoup de sang ; 2 jours après, écoulement de bile et de sang, amélioration de l'ictère, selles jaunes, faiblesse très marquée. Au 5e jour ; il s'écoule moins de bile, mais toujours du sang, l'ictère décroît, la faiblesse augmente.

Au 6e jour on ouvre la plaie sans anesthésie et l'on trouve un énorme hématome dans les muscles abdominaux, suintement sanguin sur toute la surface du foie et des autres points ; pas de point saignant spécialement ; mort une heure après ; pas d'autopsie.

L'auteur attribue la mort à l'épuisement graduel dû aux hémorrhagies capillaires dues à l'ictère.

Obs. 79. — Kehr. — *Ictère chronique. Calculs du cholédoque. Cholécystectomie et cholédocotomie. Guérison temporaire. Récidive. Calcul enclavé dans le cholédoque. Seconde cholédocotomie. Guérison (résumée).* (In Th. Jourdan, 1895.)

Femme de 50 ans, lithiasique depuis 4 ans. Pendant l'été 1891, ictère très prononcé. Malgré une cure à Carlsbad, les douleurs et l'ictère continuent à s'accentuer. A l'examen : hypertrophie du foie, surtout du lobe droit ; foie dur, bosselé. La malade a perdu 20 livres mais n'est pas cachectique.

Diagnostic : lithiase biliaire avec obstacle siégeant sur le cholédoque.

12 octobre 1892. Laparotomie sur le muscle droit ; l'épiploon adhère intimement au bord inférieur du foie ; on arrive péniblement jusqu'à la vésicule biliaire assez petite et épaissie. En séparant la vésicule du duodénum il se produit deux ouvertures résultant de la section d'une fistule cholécysto-duodénale ; on suture l'intestin, on place une ligature sur le cystique et l'on enlève la vésicule.

En examinant le cholédoque, on y trouve, près du duodénum, deux gros calculs, qu'on extrait en incisant le canal ; après s'être assuré de la perméabilité du canal on suture sa paroi ; mais, en plaçant le dernier fil, blessure de la veine qu'on essaye vainement de lier, on laisse alors deux pinces à demeure. Durée 8 heures.

Suites : pneumonie droite, mais pas de réaction péritonéale, les douleurs cessent, le prurit disparaît, les selles sont colorées. Le 14e jour, la malade se lève ; au bout d'un mois, elle a gagné 10 livres.

1er décembre. Reste un trajet fistuleux qu'on dilate ; il se forma une petite cavité aboutissant au cholédoque par où s'écoule de la bile.

Cette plaie du cholédoque se ferma spontanément et la fistule guérit. Mais, à partir de ce moment, la malade redevint ictérique, éprouva des douleurs et du prurit, etc., en un mot tous les symptômes de l'oblitération du cholédoque.

4 février 1893. Seconde laparotomie, mais sur la ligne médiane entre l'appendice xyphoïde et l'ombilic. Après avoir rompu de nombreuses

adhérences, on arrive sur le cholédoque ; il ne porte pas trace de l'ancienne incision, mais on y trouve un gros calcul, qu'on extrait après incision de la paroi du canal, il est très mou et mesure 2 centimètres de
long sur 1 centimètre d'épaisseur. Fermeture de l'incision par 8 points
de suture, et drainage. Durée 1 heure 40.

Suites opératoires régulières. La suture du cholédoque a bien tenu et
il ne s'est fait aucun écoulement de bile. Au 5e jour, première selle normalement colorée. Le drain est enlevé au bout de 3 jours. Guérison de
la plaie par première intention. La malade a augmenté de 30 livres en
l'espace de 5 mois elle a repris son travail.

Revue en juin 1894, elle se porte parfaitement.

Obs. 80. — Michaux. — *Calculs de la vésicule et du cholédoque. Cholécystectomie et cholédocotomie. Mort* (résumée). (*Bul. de la Soc. de chir.*,
1er mai 1895.)

Femme de 68 ans, entre à l'hôpital Beaujon pour des accidents d'ictère
persistant et un amaigrissement assez marqué. L'âge et l'amaigrissement
font craindre un cancer obstruant le cholédoque.

14 septembre 1894. Laparotomie ; la vésicule est petite, atrophiée, remplie de calculs. On l'extirpe facilement, et en poussant la libération du
cystique on s'aperçoit qu'il y a 1 calcul dans le cholédoque.

Ne pouvant arriver à le broyer ni à le faire cheminer, on incise le cholédoque et on extrait le calcul. Le cathétérisme des voies biliaires montre
qu'elles sont libres. Suture de la plaie cholédoquienne, tamponnement
iodoformé, gros drainage abdominal.

La malade va assez bien le lendemain ; mais le soir elle baisse rapidement et succombe au bout de 48 heures, sans péritonite ni septicémie.

Obs. 81. — Michaux. — *Ictère chronique ; calcul du cystique et calculs
du cholédoque. Cholécystectomie et cholédocotomie. Guérison* (résumée). (*Bul. de la Soc. de chir.*, 1er mai 1895.)

Femme de 73 ans, entre à Beaujon pour une tuméfaction marquée de
l'hypochondre droit, au-dessous des fausses côtes, et un ictère prononcé
qui dure depuis 8 ou 10 mois. On pense à une distension lithiasique de
la vésicule avec réserves sur le foie.

23 novembre 1894. Incision sur le bord externe du droit ; la vésicule
est à peine plus volumineuse que normalement, c'est le foie déformé par
le corset qui fait la saillie que l'on sentait déborder les fausses côtes.

Il n'y a de calculs qu'à la base de la vésicule, dans le cystique.

Extirpation de la vésicule qui se rompt pendant les manœuvres.

Le calcul est bien dans le cystique ; mais il y en a un autre dans le
cholédoque. Incision du cholédoque, extraction de 2 calculs du volume

d'une noisette. Une sonde introduite dans ce canal montre sa perméabilité.

Double ligature sur le cystique, section et thermocautérisation.

Suture de la plaie du cholédoque.

Un gros drain est placé au-dessus du cholédoque et du cystique lié, des mèches de gaze iodoformée sont placées autour ; suture de la paroi.

Les premiers jours, la malade est un peu déprimée, mais il n'y a pas de réaction péritonéale. Suites bonnes, sans fièvre. Au bout de 2 jours, la bile s'écoule au dehors, facilement, grâce au drainage; cet écoulement persiste pendant 3 semaines, puis disparaît peu à peu. La malade se remonte, engraisse, elle quitte ̓pital au bout de 2 mois, dans un état absolument florissant.

OBS. 82. — MICHAUX. — *Calculs de la vésicule et calcul du cholédoque. Cholédocotomie avec sutures et cholécystectomie. Guérison* (résumée). (*Bul. de la Soc. de chir.*, 1898, p. 691.)

Mme G..., 60 ans, eut pour la première fois des accidents de lithiase biliaire en juin 1896 (crises de coliques hépatiques avec léger ictère). En janvier et février 1897, mêmes accidents.

En novembre 1897, douleurs continuelles dans l'hypochondre droit, malaise général, anorexie, nausées, teinte subictérique, légère décoloration des matières.

En décembre 1897, la malade constate dans le flanc droit une tumeur du volume d'une noix.

En janvier 1898, pour la première fois, grande crise de colique hépatique.

Vers la fin de mars, elle trouve dans ses selles un calcul du volume d'une noisette.

14 mai, seconde crise avec accidents d'angiocholite calculeuse, accès de fièvre tous les 2 jours. Depuis, ictère permanent, amaigrissement considérable, urines teinte acajou, matières légèrement décolorées.

La malade entre à l'hôpital le 11 juin 1898 ; elle est mise au repos, on lui donne du lait, du calomel et des lavements froids.

Examen : le foie descend à 3 centimètres. Au-dessous du rebord costal, le fond de la vésicule est douloureux, sensible à la palpation; on sent une tumeur dure du volume d'une noix.

16 juin. Laparotomie : la vésicule est bilobée et contient des calculs ; elle est facilement décollée de la face inférieure du foie et attirée ; on explore le cystique, l'hépatique et le cholédoque ; ce dernier renferme un très volumineux calcul qu'on ramène sous les yeux. Incision de 5 centimètres sur la paroi antérieure du cholédoque énormément dilaté, extraction du calcul qui mesure 14 centimètres de hauteur sur 3 de largeur.

Suture des parois de ce canal par 16 points à la soie ; 2° plan en surjet, le tout très facile.

Puis cholécystectomie, double ligature du cystique à la soie, cautérisation du moignon ; drainage au moyen d'un drain tapissé de mèches iodoformées. La vésicule contenait un liquide épais, blanc crémeux, et 2 gros calculs.

Suites opératoires satisfaisantes ; le soir : T. 37°,4. P. 100.

18 juin. Quelques vomissements, aucun suintement bilieux.

22 juin. Le drain est retiré.

L'état général s'améliore chaque jour, les selles se colorent, l'ictère diminue.

Obs. 83. — Rehn. — *Calculs de la vésicule et du cholédoque. Cholédocotomie et cholécystectomie. Guérison* (résumée). (In Th. Jourdan, 1895.)

Femme de 43 ans, souffrant depuis plusieurs années de coliques hépatiques de plus en plus fréquentes, accompagnées d'ictère. Cet ictère a commencé à disparaître pendant ces derniers mois.

Etat actuel : pas d'ictère, foie augmenté de volume. Dans la région de la vésicule, tumeur dépassant un peu le bord inférieur du foie.

10 mars 1891. Incision parallèle au rebord costal ; vésicule biliaire recouverte par l'épiploon adhérent ; paroi épaissie ; libération de la vésicule. Dans le cholédoque, on sent des calculs ; incision, ablation de 4 calculs. Cathétérisme du cholédoque ; suture de l'incision ; ligature du canal cystique et cholécystectomie : la vésicule contient plusieurs calculs qui se prolongeaient jusqu'à l'entrée du cystique. Aucun drainage. Guérison complète au 23° jour.

Revue un an après, la guérison se maintient complète.

Obs. 84. — Roux. — *Calculs du cholédoque. Coliques hépatiques à répétition. Rétention biliaire incomplète. Impaludisme. Cholédocotomie et cholécystectomie. Guérison* (résumée) (in Th. Jourdan, 1895).

Femme de 40 ans, ayant passé une partie de son existence en Asie Mineure et au Mexique, d'où elle rapporte, avec ses crises hépatiques, un notable engorgement du foie et de la rate, attribué en grande partie à la fièvre intermittente.

Elle souffre depuis plusieurs années de crises hépatiques très douloureuses avec ictère irrégulier, peu intense, de courte durée.

16 juin 1891. Laparotomie sur le bord externe du droit ; vésicule ratatinée, adhérente partout, à parois friables. On l'ouvre, elle est vide.

Rien dans les canaux cystique et hépatique. Dans le cholédoque, près de son embouchure, est une série de calculs gros comme le bout du doigt, à arêtes vives, qu'on essaye en vain de pousser en avant ou en arrière, ou bien d'écraser simplement.

Incision longitudinale par laquelle on extrait avec assez de peine 4 calculs de même grandeur. Leur forme tétraédrique explique l'intensité des douleurs dans les crises et l'occlusion incomplète du canal. Suture de l'incision, extirpation de la vésicule ; suture du canal cystique et invagination de sa muqueuse. Drain et tamponnement à la gaze iodoformée.

Après le premier pansement et pour quelques jours, écoulement de bile en petite quantité. Selles colorées. Dans la seconde semaine, violent accès de fièvre intermittente coupé par la quinine.

Depuis lors, plus de crises hépatiques, mais accès de fièvre que la quinine arrête.

18 mai 1895. La malade est très satisfaite de l'intervention, malgré une hernie du volume d'un œuf qui s'est développée dans la cicatrice.

Obs. 85. — Schwartz. — *Cholécystite calculeuse; obstruction calculeuse du cholédoque avec ictère chronique. Cholédocotomie avec sutures et cholécystectomie. Guérison* (résumée). (*Bul. de la Soc. de chir.*, 1893, p. 708.)

Malade femme atteinte de rétention biliaire avec ictère chronique ; dépérissement extrême, état général grave.

Opérée avec l'aide de M. Michaux ; on trouve la vésicule biliaire et le cholédoque obstrués par de gros calculs. Taille du cholédoque et de la vésicule, extraction des calculs, suture du cholédoque et extirpation de la vésicule biliaire.

La plaie fut drainée pendant 8 jours ; la malade guérit sans encombre.

Obs. 86. — Schwartz. — *Lithiase biliaire. Coliques hépatiques à répétition. Ictère chronique. Calculs du cholédoque. Cholédocotomie et cholécystectomie. Mort* (résumée). (*Bul. de la Soc. de chir.*, mai 1895.)

Femme de 53 ans, entre à Cochin le 11 avril 1895. Il y a 8 ans, après plusieurs jours de troubles digestifs, sont survenues de vives douleurs dans l'hypochondre droit. Ces douleurs ont persisté d'une façon continue pendant 8 mois, mais elles n'ont été réellement intolérables que pendant les 2 jours du début. Pas d'ictère. Depuis ces premiers accidents, fréquentes crises de coliques hépatiques avec rétention biliaire. Amaigrissement.

État actuel, ictère chronique. Selles décolorées. Douleurs dans l'hypochondre droit. Inappétence. Le foie paraît peu augmenté de volume, la vésicule n'est pas perceptible, l'estomac semble dilaté. Pigments biliaires dans l'urine. Poussées fébriles : tous les 2 jours environ, la malade a un accès fébrile avec frissons et élévation de température à 39°,2 ou 39°,5 (fièvre intermittente hépatique).

8 mai 1895. Incision sur le bord externe du droit. Vésicule cachée sous le foie : entre sa paroi et le rebord inférieur du foie existe un petit abcès. La vésicule est fixée par des adhérences nombreuses, longues à détacher. Dans le cholédoque se trouve 1 calcul cylindrique, gros environ comme l'extrémité du petit doigt, et que l'on extrait après incision du canal. On en fait sortir encore 4 calculs plus petits, puis on suture la paroi du cholédoque.

On excise ensuite la vésicule en liant le pédicule cystique avec deux fils de soie et de catgut. Thermocautérisation du moignon cystique. Drainage par deux mèches de gaze iodoformée et un très gros drain. Sutures de la paroi. Durée 1 heure 5.

9 mai. Pouls rapide, incomptable ; la température ne dépasse pas 38°. Délire tranquille. Mort le 10 mai, à 8 heures du matin ; la température ne s'est pas élevée au-dessus de 38°.

Autopsie. A l'ouverture de l'abdomen, on constate du côté droit un épanchement de bile pouvant être évalué à 500 grammes environ : le liquide a fusé en bas jusque dans la fosse iliaque ; en haut, il s'insinue entre le bord supérieur du foie et le diaphragme.

Le péritoine ne présente ni lésions suppurées, ni congestion. Aucun des fils appliqués sur le cholédoque n'a lâché. Le foie est de volume normal ; sa consistance est dure, et, à la coupe, il présente des lésions de cirrhose.

Obs. 87. — SIENNA. — *Calculs de la vésicule et du cholédoque avec ictère. Cholécystectomie et cholédocotomie avec sutures. Guérison* (résumée). (*Bul. de la Soc. de chir.*, 1900, p. 895.)

Femme de 34 ans, mère de 2 enfants, a eu en 1886, à la suite de sa dernière couche, une série de crises hépatiques qui n'ont pas reparu jusqu'en juin 1899 ; à ce moment, nouvelle attaque très aiguë, compliquée d'ictère, et depuis, tous les 8 ou 10 jours, les douleurs se reproduisent avec une intensité croissante.

L'ictère est très prononcé, la malade très amaigrie, très faible quand elle entre à l'hôpital en octobre 1899 (on ne parle pas de l'état des selles).

L'examen permet de reconnaître assez nettement, sur le bord externe du grand droit, une masse dure, lisse et arrondie, mobile sous le foie et qui ne peut être que la vésicule biliaire. On sent bien aussi d'autres masses dures, l'émaciation extrême rendant l'exploration facile, mais elles ne se présentent pas avec la même précision que la vésicule.

Diagnostic : calculs biliaires avec obstruction du cholédoque.

13 octobre 1899. Laparotomie médiane, on trouve la vésicule biliaire petite, bourrée de calculs ; l'exploration digitale permet de constater un gros calcul dans le cholédoque. « Une fois complètement isolé notre champ opératoire, par des compresses aseptiques, nous fîmes l'ablation de

la vésicule au bistouri en mettant une ligature sur le cystique ; quelques gouttes de liquide s'échappèrent, on les épongea de suite. Une incision le long du cholédoque permit d'extraire un gros calcul. Un double plan de sutures faites au catgut permit de reconstituer ses parois. » Drainage avec un gros tube entouré de mèches de gaze ; il ne s'écoule d'ailleurs que quelques gouttes de bile ou plutôt de la sérosité teintée. Au bout de 48 heures, le drainage est enlevé et les fils d'attente qu'on avait disposés pour compléter la réunion sont noués définitivement.

Suites opératoires très simples ; au bout de 36 heures, on lava l'estomac à l'eau de Vichy et les vomissements cessèrent.

Au 16° jour, l'opérée quitta le lit, l'ictère disparut très vite.

Au bout de quelques mois, l'opérée avait engraissé et repris une santé excellente.

Obs. 88. — Studsgaard (de Copenhague). — *Coliques hépatiques très fréquentes avec ictère. Calcul du cholédoque. Cholécystectomie et cholédocotomie. Guérison* (résumée) (communiquée par Terrier à la *Soc. de chir.*, 28 décembre 1892).

S. C..., 67 ans, a souffert pendant un an de douleurs violentes et continuelles dans l'hypochondre droit ; très souvent des attaques caractérisées par des coliques hépatiques, par l'ictère et accompagnées de vomissements ; ces crises revenaient toutes les 2 ou 3 semaines ; on n'a jamais constaté de calculs dans les selles toujours normales.

A son entrée, 26 mai 1892, la malade vient de subir une attaque, la peau et les sclérotiques sont jaunes, la pression dans la région hépatique n'est pas douloureuse, l'urine normale ne présente pas la réaction de la bile.

3 juin 1892. Laparotomie latérale après avoir relevé le foie, on découvre la vésicule biliaire grosse comme une noix ; elle est reliée par des adhérences assez dures et résistantes au foie, au côlon transverse et au duodénum ; on la libère de ces adhérences et on l'incise, issue de mucosité noirâtre, pas de calcul ; l'orifice du canal cystique paraît tout à fait fermé. La vésicule très facilement déchirable fut enlevée et ses débris encore restant furent cautérisés.

En libérant la vésicule, on avait découvert le cholédoque qui se présentait sous forme cylindrique et de la grosseur d'un doigt, on y sent facilement un calcul mobile ; incision longitudinale de la paroi et extraction d'un calcul du volume d'une amande. S'étant assuré avec le doigt et un stylet qu'il n'existait pas d'autres calculs, on sutura le canal.

Fermeture de la paroi laissant passer une mèche de gaze iodoformée allant jusqu'au moignon de la vésicule.

8 juillet. On change la mèche, issue d'un peu de liquide coloré de bile.

10 juillet. Sécrétion minima colorée de bile ; la profondeur de la plaie

n'est que de 2 centimètres. Le 23 juillet, l'ictère a disparu, la plaie est complètement fermée; la malade se lève. Depuis, elle a joui d'une santé parfaite, plus de coliques ni de douleurs.

OBS. 89. — TERRIER. — *Cholécystectomie pour cholécystite calculeuse. Guérison opératoire avec fistule biliaire et ictère persistant avec décoloration des selles. Cholédocotomie ultérieure. Guérison complète des accidents dus à la rétention biliaire.* (Bul. de l'Acad. de méd., 6 mars 1895.)

Louise B..., 55 ans, entre le 2 mai 1893, à Bichat, pour des accidents de lithiase biliaire.

En juin 1891, première crise de coliques hépatiques sans ictère ; en juillet 1892, troubles digestifs vagues avec diarrhée, douleurs dans l'hypochondre droit et l'épaule droite. En décembre 1892, apparition de l'ictère, urines teinte acajou, selles blanches. De temps en temps petits accès douloureux au niveau du foie et de la région scapulaire ; digestions mauvaises. En 1893, diminution notable de l'ictère.

8 mai 1893. Amaigrissement (de 64 kilogrammes à 47), ictère généralisé et foncé. Vers le milieu du bord inférieur du foie, on rencontre une masse qui semble être la vésicule.

9 mai. Incision sur le bord externe du droit ; la vésicule est petite, grisâtre, à parois épaissies et adhérentes au côlon, à l'épiploon et au foie. Au cours de la dissection, les parois de la vésicule se déchirent et donnent issue à un calcul muriforme du volume d'une grosse noisette et à un peu de bile. Ligature du cystique, extirpation de la vésicule, drainage, suture de la paroi. Suites opératoires bonnes ; le 12, l'ictère semble un peu s'accentuer ; il coule de la bile par le drain ; le 13, écoulement très abondant ; le 24, décoloration presque complète des selles ; le 12 juin, diminution de l'écoulement, ablation du drain, l'ictère diminue. En juillet, persistance de la fistule avec alternatives d'écoulement peu abondant ou très abondant. L'ictère est peu considérable mais les selles restent décolorées. En août et septembre, persistance de l'ictère et dilatation de la fistule. La malade part le 17 décembre, conservant sa fistule biliaire, son ictère et la décoloration complète des fèces.

La malade revient le 6 janvier 1894, ictère très foncé, selles décolorées, urines fortement teintées, troubles digestifs et douleurs épigastriques.

11 janvier 1894, laparotomie médiane sus-ombilicale, après introduction d'une bougie n° 12 dans la fistule ; on sent nettement du côté du pancréas un calcul assez gros, peu mobile et profondément situé ; ce calcul est en arrière de la première portion du duodénum ; sa position, cachée derrière le duodénum, fait même supposer qu'il est dans l'ampoule de Water.

Ouverture de l'intestin pour s'assurer du siège du calcul ; celui-ci

absolument immobilisé était situé juste au-dessus de l'ampoule de Water.
Incision du cholédoque dont la paroi est très épaisse, extraction du
calcul enchatonné long de 18 millimètres, large de 16 à 17 millimètres.
Cathétérisme du cholédoque, suture de l'intestin et du cholédoque, drainage, suture de la paroi.

Suites bonnes ; selle colorée le 5e jour ; le 7e, écoulement abondant de
bile par le drain ; cet écoulement cesse le 12e jour.

La malade quitte l'hôpital le 14 février en très bon état.

3 mars. Appétit bon, digestions faciles, selles colorées, elle a engraissé.

c) *Cholécystectomie avec hépaticotomie.*

Obs. 90. — *Calculs de la vésicule biliaire dilatée et contenant 550 grammes de liquide clair. Dilatation du canal hépatique. Cancer du pancréas. Cholécystectomie. Hépaticotomie. Drainage du canal hépatique. Mort.* (Inédite, due à M. Routier.)

Mme Fr. D..., 65 ans, porteuse de pain, a commencé à souffrir il y a
2 mois du côté droit, dans la région du foie ; faiblesse générale ; ictère
qui survient tout à coup avec démangeaisons, soif vive. Pas de glycose,
mais pigments biliaires.

Cette malade entre dans le service de M. Rendu avec 39°,4. Du 24 janvier au 1er février grandes oscillations de température allant jusqu'a 39°
et plus avec frissons. L'inspection et la palpation montrent une tuméfaction au niveau de la vésicule.

La malade, passée dans le service de M. Routier, n'a plus de fièvre.

10 février 1898. Laparotomie sur la tumeur à travers le grand droit ;
on trouve la vésicule énorme sans traces inflammatoires autour. Ponction et évacuation de 550 grammes de liquide filant, clair, et de 4 calculs
anguleux pas très gros. La vésicule libérée de ses connexions avec le
foie et les parties voisines, on voit et on sent le col tordu ; ligature
double au catgut, section au thermocautère.

Il paraît alors une nouvelle poche réunie à l'intestin par une fausse
membrane et qui semble partir du hile du foie ; ponction, ouverture, il
s'écoule 200 grammes de liquide vert, bile épaisse, pas de calculs, pas
d'induration vers ce qui doit être le cholédoque. Noyau mobile à dureté
de néoplasme que je ne puis localiser, peut-être dans l'épiploon gastro-hépatique. Drain dans cette poche vidée et ouverte qui doit être le canal
hépatique extrêmement dilaté. Suture du reste de la plaie, une mèche.

Le 11, la malade a perdu une quantité énorme de bile, elle n'a plus de
démangeaisons, la langue est sèche ; n'a uriné que 200 grammes. Le 13,
mort sans réaction.

V. — Observation de cholécystectomie pour fistule.

Obs. 91. — DURET. — *Fistule biliaire cutanée. Cholécystectomie. Guérison (résumée). (Congr. fr. de chir., 1897, p. 512.)*

X..., 44 ans, ménagère, souffre depuis 8 ans du côté droit et porte depuis 5 ans une fistule biliaire.

A la suite d'une fièvre typhoïde, plusieurs crises de coliques hépatiques; la vésicule devint adhérente à la paroi, il se forma un abcès superficiel que le médecin ouvrit et d'où il sortit 42 calculs. La plaie se ferma ensuite et la malade resta guérie pendant 5 ans.

En 1895, nouvelle tumeur fluctuante qu'on ouvrit et d'où il sortit une grande quantité de boue biliaire entourant un calcul du volume d'une amande. La fistule se ferma, puis se rouvrit donnant du pus. A certains moments, crises de subictère avec décoloration des selles.

4 mars 1896. Laparotomie à droite de la fistule; la vésicule du volume d'un œuf de poule est accolée à l'intestin; libération de la fistule et de la vésicule par une dissection minutieuse, ouverture de l'intestin qu'on suture immédiatement. Section du canal cystique et extirpation de la vésicule. On suture à la soie la surface de section du canal hépatique. Toilette de la région, drain, sutures. La vésicule ne contenait aucun calcul, il n'y en avait pas non plus dans les canaux hépatiques.

Suites opératoires bonnes; la malade sort guérie quelques semaines après.

Obs. 92. — GROSS. — *Fistule biliaire. Cholécystectomie. Guérison (résumée). (Rev. méd. de l'Est, 1900, p. 411 et 500.)*

Femme de 40 ans, entre le 9 mai 1900 pour des phénomènes douloureux dans la fosse iliaque droite. On retrouve dans ses antécédents des crises de coliques hépatiques.

La région douloureuse est le siège d'une plaque d'induration qui revêt en peu de jours une teinte rosée et finit par s'ouvrir donnant naissance à une fistule par où s'écoule un liquide clair semblable à de la lymphe. L'analyse chimique montre qu'il ne s'agit pas de liquide pancréatique et l'ouverture du trajet prouve l'origine hépatique de la fistule.

L'exploration au stylet décèle dans la profondeur du trajet, au niveau du foie, la présence d'un calcul de cholestérine dont on put débarasser la malade.

Malgré ces interventions, la fistule persiste donnant passage à un peu de bile de temps à autre.

Devant la persistance de la fistule, on fait la cholécystectomie et l'on trouve une vésicule nettement bilobée, ce qui explique l'intermittence de l'écoulement de la bile. Guérison.

Obs. 93. — KEHR. — *Cholécystite calculeuse suppurée avec péricholécystite. Incision de l'abcès, fistule. Cholécystectomie et extirpation de la fistule. Calculs enclavés dans le cystique. Guérison (résumée). (Deut. Zeit. f. Chir.*, 1894, p. 321.)

Femme 34 ans, ayant beaucoup maigri depuis 9 ans ; a eu une inflammation de la partie supérieure de l'abdomen avec fièvre, vomissements, douleurs ; n'a jamais été bien portante depuis. Deux fois par an elle est prise de crises gastriques qui la forcent à garder le lit pendant 4 semaines. Depuis février 1893, elle garde le lit après une crise très intense ; tumeur grosse comme une noix sur la ligne médiane, entre l'ombilic et l'appendice xyphoïde ; cette tumeur devint plus volumineuse et plus molle, et, lorsqu'on vit la malade, la surface de la tumeur était fluctuante et rouge. Il s'agissait d'un abcès. On pensa à une perforation de la vésicule biliaire dont la fistulisation était en train de s'établir, mais il pouvait s'agir de tout autre chose.

13 juin 1893. Incision de l'abcès donnant issue à une grande quantité de pus ; après curettage profond de la plaie, on introduit une sonde qui pénètre à 8 centimètres à droite dans la région de la vésicule ; on ne sent aucun calcul, mais on ne doute pas qu'il s'agisse d'une fistule de la vésicule. Les douleurs s'amendent ; les douleurs gastralgiques persistent, la suppuration cesse, il s'écoule par la fistule une masse glaireuse.

20 juin. On introduit dans la fistule une tige de laminaire ; après son ablation, il s'écoule une grande quantité de glaires, mais on ne sent pas de calculs.

30 juin. Après nettoyage de la fistule, on incise la paroi à travers le muscle droit ; le péritoine pariétal est très épaissi, il y a beaucoup d'adhérences ; l'estomac adhère à la surface antérieure de la cavité abdominale au point où la vésicule s'est ouverte ; on arrive à enlever ces adhérences sans les sectionner ; le pylore est très adhérent, et, en sectionnant les adhérences qui le relient à la vésicule, on fait un grand trou à cette vésicule dont les parois sont très friables. Cholécystectomie après isolement de la vésicule jusqu'au cystique oblitéré par des calculs ; extirpation de la fistule. Fermeture de la cavité abdominale. Durée 2 heures et demie.

Suites : pneumonie droite ; pas de réaction péritonéale ; les fils sont enlevés le 10ᵉ jour. Guérison. La malade ne souffre plus de l'estomac et se porte très bien.

Revue plus tard, elle a engraissé de 25 livres.

Obs. 94. — André. — *Cholécystostomie pour lithiase biliaire. Fistule muqueuse persistante. Cholécystectomie secondaire. Guérison (résumée).* (*Rev. méd. de l'Est*, 1900, p. 410.)

Femme 26 ans, présentant des symptômes de lithiase biliaire depuis un an ; n'a jamais eu de coliques hépatiques, ni d'ictère. Présente sur le bord du muscle droit une petite tumeur arrondie, douloureuse.

26 août 1899. Cholécystostomie à fixation première. Dès l'ouverture du ventre, le foie apparaît, gros, congestionné, recouvrant en partie la vésicule. Celle-ci est suturée à la paroi, puis ouverte ; elle contient une certaine quantité de bile vert foncé et un calcul qui paraît enclavé au niveau du col et qu'on n'arrive pas à extraire. Drainage de la vésicule.

Suites opératoires simples ; les jours suivants, écoulement de bile, et l'on retire quelques fragments du calcul qui s'était mobilisé et brisé.

A partir du 12 septembre, l'exploration de la vésicule ne laisse plus reconnaître de fragments ; le drain est retiré le 25 septembre et l'écoulement se tarit. Reste une fistule qui tour à tour s'oblitère et se rouvre, laissant définitivement une fistulette d'où sort un liquide muqueux peu abondant mais pas de bile.

L'état général est bon, les symptômes douloureux ont disparu.

En avril 1900, la malade demande à être débarrassée de cette fistule qui dure depuis 8 mois. L'écoulement, étant uniquement muqueux, indique une oblitération du cystique par un calcul ou un rétrécissement fibreux et la perméabilité des voies biliaires inférieures.

19 avril. Tentative de cathétérisme par la fistule ; une bougie pénètre à 12 centimètres, puis frotte sur un calcul qui semble profondément enclavé dans le col.

20 avril. Résection de la vésicule et de la portion de paroi qui porte la fistule ; l'opération fut facile, et, pendant la libération de la vésicule, le calcul se désenclave et tombe dans la vésicule. Drainage pendant 8 jours.

Suites favorables ; 13 jours après l'opération, la malade était guérie.

Obs. 95. — Elliot. — *Cholécystite aiguë. Oblitération calculeuse du cystique. Cholécystostomie, fistule. Cholécystectomie secondaire. Guérison (résumée).* (*Boston med. Journ.*, 25 mars 1897.)

Homme 31 ans, chez lequel on diagnostique une appendicite ; 6 mars, le diagnostic étant rectifié, laparotomie latérale ; la vésicule facile à trouver est enflammée et adhérente ; on évacue un liquide d'abord clair, puis jaunâtre et épais.

L'incision de la vésicule donne du pus avec de petits cristaux foncés ; on n'enlève pas la vésicule de peur de rompre les adhérences et d'infecter le péritoine (l'auteur dit qu'il aurait dû l'enlever), lavage de la vésicule.

pas de calculs, mais la paroi vésiculaire est très friable. On fait la cholécystostomie sans examiner la perméabilité des canaux biliaires. A la suite du drainage, les accidents cessent, mais il reste une fistule qui se ferme et s'ouvre, donnant un mucus verdâtre.

1er mai. Ouverture de la fistule, fermée depuis 36 heures; il s'écoule deux onces de liquide clair.

7 mai. Devant les phénomènes de rétention, nouvelle opération; on libère la vésicule et la fistule des adhérences voisines, on trouve un calcul gros comme une cerise dans la paroi du canal cystique. La séparation de la vésicule fut terminée avec beaucoup de difficultés, surtout du côté du foie.

Guérison rapide sans incidents.

Ous. 96. — KUMMEL. — *Coliques hépatiques, calculs de la vésicule. Cholécystotomie, fistule persistante. Cholécystectomie secondaire. Guérison (résumée). (Soc. de méd. de Hambourg, 22 mars 1892.)*

Homme de 40 ans, souffrant de coliques hépatiques depuis 1887. Après une amélioration passagère, accès plus violent en 1890; une saison à Carlsbad resta sans résultats. Alors Schede fit une cholécystotomie, évacua 100 calculs ; d'autres, un gros et plusieurs petits, s'échappèrent par la fistule.

Le trajet ne s'oblitérant pas, extirpation de la vésicule. Guérison.

Ous. 97. — MATLAKOWSKI. — *Empyème de la vésicule biliaire par calculs du cystique. Cholécystostomie. Fistule persistante. Cholécystectomie secondaire. Guérison (résumée). (Gaz. Lekarska, 1891, p. 481, in Th. Morin.)*

Femme de 22 ans ; depuis un an douleurs et amaigrissement.

La douleur s'est accrue subitement et l'examen sous le chloroforme fait reconnaître dans l'hypochondre droit une tumeur mobile, du volume d'une tête d'enfant.

Laparotomie latérale, ponction de la vésicule, 750 grammes de liquide séro-purulent ; ouverture de la poche et fixation à la paroi. Le 21e jour, issue de 3 calculs. Ensuite, si la fistule tend à se fermer, les douleurs reprennent.

A cause de la fistule rebelle, on décide la cholécystectomie ; extirpation de la vésicule, fixation du pédicule dans la plaie abdominale. Le 6e jour, un peu de bile dans le pansement. Guérison parfaite.

Obs. 98. — **Monod.** — *Lithiase de la vésicule biliaire. Calcul enclavé dans le cystique. Cholécystostomie (suture seconde). Fistule muqueuse. Cholécystectomie secondaire vingt-huit mois plus tard. Guérison (résumée). (Bul. de la Soc. de chir., 1896, p. 422.)*

Femme 33 ans, rhumatisante, arthritique, bien portante d'ailleurs. Depuis 6 ans, coliques hépatiques survenant cinq à six fois par an ; jamais d'ictère, pas d'amaigrissement ni perte de forces.

Dans l'hypochondre droit, derrière le bord externe du muscle droit, tuméfaction dure, mal limitée, suivant les mouvements de la respiration. Le foie n'est pas notablement augmenté de volume.

Laparotomie le 15 décembre 1892. Incision médiane. La vésicule distendue apparaît sous la lèvre droite de la plaie. Ponction, issue de 80 grammes d'un liquide ayant l'aspect et presque la consistance du sirop d'orgeat. Incision de la poche et extraction de 2 ou 3 calculs. Un dernier calcul enclavé dans le cystique ne peut être délogé.

Fixation de la plaie vésiculaire à la paroi abdominale, drain dans la cavité, fermeture du ventre au-dessus et au-dessous.

Suites excellentes ; tentatives d'extraction du calcul dont on retire quelques fragments. La malade quitte l'hôpital en conservant son calcul et sa fistule qui ne donne issue qu'à du mucus non coloré par la bile.

Rentre à l'hôpital en avril 95 avec sa fistule donnant issue à un liquide transparent ne contenant pas trace de pigments biliaires. Au stylet, on sent nettement le calcul laissé lors de la première opération. Il n'y a plus eu de coliques hépatiques. Toujours pas d'ictère.

Nouvelle laparotomie le 29 avril 1895. Incision verticale passant par l'orifice fistuleux. Dégagement de la vésicule, au bistouri et aux ciseaux, des adhérences qu'elle a contractées avec la peau et les parties voisines. Ce dégagement est poussé jusqu'au foie. Le calcul enclavé est extrait par débris à la curette, jusqu'à ce que le stylet n'en trouve plus trace.

Tentative de cathétérisme des voies biliaires ; la bougie ne peut même pas pénétrer dans le canal cystique.

Cette exploration négative d'une part, l'examen du liquide fourni par la fistule de l'autre, montrant que la communication de la vésicule avec les voies biliaires n'existe plus, engagent à pratiquer la résection de celle-ci.

La section porte le plus près possible du foie. Suture de la plaie vésiculaire par deux plans de suture au catgut superposés.

Fermeture de la paroi abdominale, complète, moins l'espace nécessaire au passage d'une mèche de gaze iodoformée et d'un drain qui pénètrent jusqu'au moignon de la vésicule suturée.

Suites : la gaze est enlevée le lendemain, le drain est maintenu.

2 mai. Ecoulement d'un peu de bile par le drain ; depuis lors, cet écoulement ne s'est pas reproduit.

5 mai. Ablation des fils de la paroi.

7 mai. Suppression du drain.

Légère suppuration qui continue jusqu'au 15 mai.

25 mai. La malade sort guérie.

Revue en 1896, la guérison se maintient.

Obs. 99. — MORESTIN. — *Cholécystite calculeuse. Cholécystostomie. Persistance d'une fistule. Cholécystectomie secondaire. Guérison* (résumée). (*Bul. de la Soc. anat.*, 1900, p. 389.)

Femme 24 ans, présentant des crises douloureuses dans la région du foie; a eu de l'ictère. Cholécystostomie par M. Richelot en juillet 1898.

Il persiste une fistule et l'on sent à la palpation une sorte de gâteau rétro-pariétal descendant vers la région ombilicale.

18 février 1899, cholécystectomie par M. Morestin ; la vésicule très adhérente contenait 2 calculs du volume d'une noisette; un autre plus volumineux était retenu dans le bassinet. La vésicule était très épaisse, rigide et dure.

Guérison rapide.

Obs. 100. — PICQUÉ et MAUCLAIRE. — *Cholécystite calculeuse suppurée, cholécystostomie, fistule biliaire persistante. Cholécystectomie secondaire. Guérison* (résumée). (*Bul. de la Soc. de chir.*, 1900, p. 627.)

Femme de 28 ans, opérée le 2 février 1900, par M. Mauclaire, pour des accidents de lithiase biliaire (crises de coliques hépatiques avec suppuration de la vésicule biliaire).

Guérison avec persistance d'une fistule donnant une notable quantité de bile.

5 mai 1900. Cholécystectomie secondaire ; la vésicule libérée fut liée à son collet et extirpée. Le collet de la vésicule fut réinvaginé à l'aide d'une suture séro-séreuse.

Guérison complète.

Obs. 101. — PICQUÉ et MAUCLAIRE. — *Calcul du cholédoque avec ictère chronique, incision de la vésicule, cathétérisme des voies biliaires, refoulement du calcul dans le duodénum, cholécystostomie. Fistule biliaire persistante. Cysto-gastrostomie sans succès. Cholécystectomie secondaire. Guérison* (résumée). (*Bul. de la Soc. de chir.*, 1900, p. 627.)

Homme de 33 ans, opéré par M. Picqué aidé de M. Berger, le 18 juin 1899, pour un ictère chronique dû à un calcul du cholédoque. Le malade présentait d'ailleurs depuis plusieurs années des accidents graves de lithiase biliaire.

La vésicule biliaire est distendue, ses parois sont très épaisses ; l'incision de cette vésicule permet d'explorer les voies biliaires à l'aide d'une bougie et de refouler le calcul dans le duodénum.

On fixe la vésicule à la peau.

L'ictère disparaît complètement, mais la fistule persiste donnant une énorme quantité de bile, 600 à 1.000 grammes par jour.

L'état général reste excellent, les fonctions digestives sont parfaites, le malade a engraissé.

28 juin 1899. M. Picqué anastomose la vésicule biliaire avec l'estomac, ne pouvant, à cause des adhérences, établir une anastomose avec le duodénum. L'anastomose s'oblitéra et la fistule biliaire persista.

5 mai 1900. Cholécystectomie secondaire ; extirpation de la vésicule, ligature au niveau du collet qui est invaginé à l'aide d'une suture séro-séreuse. Guérison.

Obs. 102. — SENDLER. — *Cholécystite calculeuse chronique. Cholécystostomie. Fistule persistante. Nouvelle crise douloureuse, calcul enclavé dans le cystique. Cholécystectomie secondaire. Guérison* (résumée). (Soc. méd. de Magdebourg, 28 avril 1898.)

Femme 34 ans, considérée comme hystérique depuis qu'une laparotomie faite dans l'idée d'une lithiase biliaire a montré l'intégrité du foie et de ses annexes.

En 1806, néphropexie droite ; aucun soulagement ; persistance d'une fistule qu'il fallut inciser jusqu'au rein pour enlever deux fils suppurés.

Quelques mois plus tard la malade entre à l'hôpital pour des douleurs dans l'hypochondre droit avec ictère intense. Laparotomie : existence d'une cholécystite calculeuse chronique, pas de calcul dans les canaux ; cholécystostomie. Reste une fistule dont l'occlusion est obtenue au prix de plusieurs interventions ; puis, quelques mois après, la fistule se rouvrit donnant issue à de la bile et à du liquide muqueux ; la malade ne souffrant plus refuse une nouvelle opération.

Au commencement de 1898, la malade étant enceinte de 4 mois revient à l'hôpital souffrant de nouveau ; fistule muqueuse. La région de la vésicule est douloureuse, il n'y a ni tumeur, ni ictère.

Laparotomie ; calcul enclavé dans le cystique ; section de ce canal au-dessous de ce calcul et extirpation du canal et de la vésicule.

Suites opératoires simples ; la malade part guérie 15 jours plus tard.

Obs. 103. — *Cholécystostomie pour lithiase vésiculaire. Fistule qui finit par se fermer. Douleurs provoquées par des adhérences. Cholécystectomie secondaire. Guérison* (personnelle).

E. T..., 34 ans, infirmier ayant eu la diphtérie à 5 ans, la variole à 7 ans. Rien d'autre dans ses antécédents.

A séjourné en Afrique en 1899, il était infirmier à Bône.

En 1900 il revient en France, est infirmier à Ivry en avril; en mai crise de coliques hépatiques avec ictère.

17 août. Cholécystostomie par M. Thierry; le 7 septembre la fistule étant devenue très étroite, dilatation avec une liminaire que l'on perd, nouvelle intervention pour aller la chercher.

Sorti de l'hôpital sa fistule fermée, le malade souffre dans la région vésiculaire; de mars à juillet 1901 il va très bien.

Le 13 juillet. Au sortir de Charenton où il était employé, crise douloureuse, début de l'usage de la morphine.

Le 23 août 1901, il est trouvé sur un banc du boulevard en proie à une violente crise de douleurs; il est transporté d'urgence dans le service de M. Huchard, salle Chauffard. Je le vois avec mon collègue Bergougnan; diagnostic: coliques hépatiques; le malade a des vomissements, un peu de subictère (à peine), une température au-dessus de 38° (38° à 38°,6 pendant quelques jours). Piqûres de morphine, les accidents cessent, mais presque tous les soirs le malade réclame une piqûre, il souffre encore, dit-il, dans la région vésiculaire. Il est mis au repos, au lait et à l'eau de Vichy; de temps en temps vomissements, élévation de température, douleur dans la région vésiculaire, cet état dure tout le mois de septembre.

En octobre on le passe dans le service de M. Routier, il va mieux, mais souffre encore un peu et réclame de la morphine. M. Routier refuse d'intervenir pensant qu'il exagérait beaucoup ses douleurs pour avoir de la morphine. Le malade est renvoyé à M. Thierry.

En janvier 1902 il est trouvé sur la voie publique souffrant beaucoup et on le transporte dans le service de M. Dieulafoy, il a des vomissements et de la fièvre.

M. Dieulafoy prie M. Routier d'intervenir.

16 janvier. Laparotomie latérale sur la cicatrice, ouverture de la vésicule, issue de bile jaune, pas de calculs. La vésicule est très adhérente à la paroi, à l'épiploon, à l'intestin; ces adhérences sont libérées, avec quelques difficultés, puis on explore les voies biliaires; rien dans le cystique ni dans le cholédoque, rien du côté du pylore ni du pancréas. Ligature au catgut sur le cystique et extirpation de la vésicule.

Un drain et une mèche au niveau du moignon; suture de la paroi au bronze d'aluminium Le soir le malade a 38°,8, il souffre beaucoup; piqûre de morphine. Le lendemain et les jours suivants il va très bien. On cesse la morphine, le 20 ablation de la mèche; le 22 raccourcissement du drain, le 24 suppression du drain, état parfait; le malade ne souffre plus. Il n'a pas perdu de bile à aucun moment.

1er février. Plaie complètement cicatrisée; aucune douleur dans l'hypocondre droit, le malade mange de très bon appétit, se lève et sort le 8 février en parfait état.

VI. — Observations de cholécystectomie partielle.

OBS. 104. — LEJARS. — *Cholécystite calculeuse. Cholécystectomie partielle idéale. Extraction de plusieurs calculs du canal cystique. Guérison opératoire. (Rev. de chir., 1896.)*

Il s'agit d'une femme de 49 ans, très malingre, que j'opérai à l'hôpital Necker en juin 1893. Elle souffrait depuis 3 mois dans l'hypochondre droit, les douleurs se propageaient dans l'épaule, et dans les reins elles s'accompagnaient d'une perte complète de l'appétit et d'un affaiblissement général inquiétant. Il n'y avait jamais eu d'ictère.

Bien que le diagnostic de rein flottant eût été porté quelque temps auparavant, la palpation abdominale ne laissait aucun doute sur la nature de la tumeur sous-hépatique : c'était bien la vésicule biliaire, ovoïde, mobile transversalement, suivant les mouvements respiratoires, tendue, presque dure, elle descendait jusqu'à trois travers de doigt au-dessous du rebord costal ; elle était très douloureuse à la pression.

Notre diagnostic fut celui de cholécystite calculeuse ancienne, et, bien que l'état général fût précaire et nous fît craindre quelque tare morbide non reconnue, devant l'intensité des douleurs, l'intervention fut résolue.

Le 18 juin, je pratiquai la laparotomie sur le bord externe du muscle droit. Une fois le péritoine ouvert, je tombai tout de suite sur une grosse vésicule, d'un jaune verdâtre, lisse, non adhérente, très tendue, qui se laissa sans difficulté hernier par l'incision. Après l'avoir entourée d'éponges qui protégeaient la cavité abdominale, je l'ouvris au niveau de son fond : il s'écoula une notable quantité d'une bile un peu foncée, non mélangée de pus, et qui, malheureusement, ne fut pas recueillie ; au fond de la cavité vésiculaire, je sentis plusieurs concrétions calculeuses, friables, que j'évacuai par fragments avec une pince et une curette ; mais il restait, enclavés dans le col de la vésicule et l'origine du canal cystique, qu'ils paraissaient complètement oblitérer, 2 calculs plus gros, qu'on sentait bien, surtout par l'exploration extérieure ; ils furent très difficiles à « déloger » ; en pressant assez fortement sur la face externe du canal, je parvins pourtant à les déplacer, pendant qu'une pince les désenclavait peu à peu et les attirait au dehors. Ils finirent par se laisser extraire. Je ne sentais aucune concrétion sur le trajet des canaux biliaires.

La vésicule, vidée et flasque, semblait démesurément grande. Au lieu de la fixer à la paroi, je pris le parti d'en réséquer une bonne moitié ; les bords de l'ouverture furent alors rapprochés et réunis par un double surjet : l'un sur la muqueuse, au catgut fin, l'autre, à la soie fine, sur les tuniques externes de la vésicule, qu'il adossait à Lambert, puis, après une détersion très soignée de la région, la paroi abdominale fut réunie, sans drainage.

Les premières journées furent un peu accidentées : la malade souffrait, mais il n'y avait pas de vomissements ni aucun signe de réaction péritonéale, pas de température. Au cinquième jour, le pansement fut levé ; la réunion paraissait complète, il n'y avait ni rougeur ni sensibilité, sauf en un point, qui répondait sans doute à la vésicule saturée, et où l'on percevait dans la profondeur une sorte d'empâtement.

Au dixième jour, les fils furent retirés. Les douleurs avaient disparu, la réunion était très régulière, et, si l'état de faiblesse générale demeurait peu rassurant, la situation locale était très satisfaisante. Le 23 juillet, la malade quitta l'hôpital, ne souffrant plus de son côté, mais avec un état de santé général qui nous laissait peu d'illusion sur l'avenir. De fait, j'ai appris depuis qu'elle avait succombé quelques semaines après ; je n'ai pas de détails sur les circonstances dans lesquelles la mort s'est produite.

La terminaison fatale n'est ici nullement attribuable à la cholécystectomie partielle, mais j'aurais certes mieux fait d'aboucher à la paroi cette large vésicule, après avoir extrait les calculs et dégagé le canal cystique. Lindner et Kottmann, en conservant une petite portion de la vésicule, avaient pour but de réserver une sorte de diverticulum pour le trop plein des canaux biliaires, et de prévenir, de la sorte, la stase et la distension. Ce sont là des idées un peu théoriques, et la cholécystostomie est autrement sûre et autrement bénigne.

OBS. 105. — SCHWARTZ. — *Cholécystite calculeuse. Calcul soupape. Altération avancée du fond de la vésicule. Adhérences à l'épiploon. Cholécystectomie partielle, puis cystendyse. Guérison* (résumée). (In Th. JACOMET.)

Femme 56 ans, lithiasique depuis 1873 ; crises répétées en 1898. Depuis janvier 1899, les douleurs ne la quittent pas. Légère teinte subictérique ; sous les fausses côtes, on sent une tumeur qui a la forme de la vésicule. Le foie est légèrement augmenté de volume, les urines sont normales.

13 mai 1899. Laparotomie latérale ; on trouve la vésicule dilatée, malade au niveau de son fond et adhérente à l'épiploon.

Ouverture de la vésicule et extraction d'un gros calcul faisant soupape. Excision du fond de la vésicule qui est altéré, puis on ferme la vésicule par deux plans de suture.

Suites simples, guérison au bout de 20 jours.

Obs. 106. — *Calculs de la vésicule et calcul du cholédoque. Cholécystectomie partielle avec cholécystostomie. Guérison.* (Inédite due à M. ROUTIER.)

M. Le R..., lieutenant-colonel du génie, 51 ans, a fait de 1873 à 1875 un séjour au Sénégal ; anémie. En 1880, première crise de coliques hépatiques qui dura 8 jours avec vomissements. 3 ou 4 crises dans l'année.

Saison à Vichy, qui diminua les crises.

1893. En janvier nouvelle crise avec gonflement du foie, dure jusqu'en août. Reste 4 ans guéri.

1897. En septembre forte crise, et depuis crises faibles mais subintrantes, démangeaisons insupportables. Le foie est petit, on ne sent pas la vésicule dont la région est douloureuse. A chaque crise, urines colorées, selles blanches. Je suis appelé par les Dʳˢ Chauffard et Tisné.

25 avril 1898. Incision à travers le muscle droit ; la vésicule très petite est extrêmement adhérente au foie, je la détache à coups de ciseaux ; il y a 3 ou 4 calculs moyens et quelques petits. Je l'ouvre et la vide, mais après un rétrécissement elle paraît se bifurquer en deux canaux très dilatés, allant l'un vers le foie, l'autre vers l'intestin ; dans celui-ci je sens et fais refluer un calcul gros comme une noix ; au delà je ne sens rien. Vers le foie on entre le doigt tout entier.

Résection d'une grande partie de la vésicule et suture en couronne au péritoine de ce qui reste. Mèche épaisse au-dessous ; gros drain dans la vésicule et une mèche. Suture au crin. L'artère cystique est liée au catgut. Suture au crin du reste de la paroi.

26. État parfait, pansement très souillé de bile.

27. Ablation du drain.

29. Ablation de la grosse mèche placée sous les canaux biliaires.

30. Fermeture des crins d'attente à la place de la mèche.

1ᵉʳ mai. Ablation pénible mais complète des crins qui unissaient le reste de la vésicule au péritoine.

3. Il n'a plus coulé de bile, ablation des derniers crins.

5. La bile coule de plus belle.

11. La bile ne coule plus depuis 2 jours.

17. Le malade quitte la maison de santé guéri.

En décembre 1901 ce malade se portait très bien.

Obs. 107. — CALIARI. — *Cholécystite calculeuse. Cholécystectomie partielle avec cholécystostomie. Guérison* (résumée). (*Rif. med.*, 13 février 1894.)

Femme de 43 ans, souffrant dans le ventre, surtout dans la région de l'hypochondre droit ; on trouve une tumeur dans la région vésiculaire.

Incision sur le sommet de la tumeur, on trouve une grosse vésicule contenant 6 calculs (2 gros, 4 petits), 200 centimètres cubes de liquide aqueux. Excision d'une partie de la vésicule, suture du reste au péritoine. Drainage. Guérison.

Obs. 108. — Heydenreich. — *Cholécystite calculeuse hypertrophique et péricholécystite. Cholécystectomie partielle et cholécystostomie. Guérison avec une fistule biliaire (résumée). (Soc. de méd. de Nancy, 1895.)*

Femme de 51 ans, souffrant depuis longtemps de vives douleurs dans la région de la vésicule biliaire. Diagnostic hésitant entre un néoplasme et des calculs biliaires.

Laparotomie : on trouve une vésicule à parois hypertrophiées, adhérente en partie aux organes voisins, renfermant 3 calculs. Extraction des calculs, résection des parties malades, suture de la vésicule à la paroi. Guérison avec persistance d'une petite fistule laissant passer quelques gouttes de bile.

L'auteur insiste sur la nécessité où il s'est trouvé de ne faire qu'une cholécystectomie partielle à cause des adhérences vésiculaires.

Obs. 109. — Monestin. — *Cholécystite calculeuse. Cholécystectomie partielle avec cholécystostomie. Guérison avec persistance d'une fistule (résumée). (Bul. de la Soc. anat., 1900, p. 388.)*

Femme 35 ans, entrant à l'hôpital pour des crises de douleurs occupant l'hypochondre droit et s'accompagnant de vomissements.

Le début remonte à plusieurs années ; pas d'ictère, mais troubles digestifs.

On trouve dans la fosse iliaque droite une tumeur allongée suivant les mouvements du foie et paraissant y tenir.

3 septembre 1898. Laparotomie sur le bord externe du droit ; il s'agit de la vésicule biliaire très épaissie, sans adhérence, on l'amène facilement dans la plaie. Incision donnant issue à de la bile épaisse, visqueuse, louche et à une trentaine de calculs gros comme des noisettes. Rien du côté des voies biliaires inférieures.

Résection d'une partie de la poche et fixation du reste à la paroi.

Suites simples ; issue spontanée de 2 calculs plus petits.

La malade sort guérie en octobre, avec persistance d'une fistule.

Revue en octobre 1900 (2 ans après), sa santé est excellente, elle ne souffre plus. Il persiste une fistule qui s'ouvre de temps à autre donnant un peu de mucus clair.

Obs. 110. — Ozenne. — *Hydropisie de la vésicule biliaire par oblitéra-tion calculeuse du cystique. Cholécystotomie, fistule. Cholécystectomie partielle secondaire avec cholécystostomie. Guérison (résumée). (Bul. de la Soc. de méd. et de chir. prat., 5 mai 1898.)*

Femme de 47 ans, ayant eu antérieurement une légère attaque de coliques hépatiques. Subitement, vives douleurs dans le flanc droit, suivies d'une tuméfaction sans fièvre avec pouls rapide (120). Cette tumé-faction douloureuse à la pression, fluctuante, adhérente à la paroi abdo-minale, descendait jusqu'à deux travers de doigt au-dessus de l'arcade crurale et remontait jusque près du foie, dont elle ne suivait pas l'ascen-sion pendant la respiration. Une incision latérale dans la fosse iliaque conduit sur une poche bleuâtre et mince dont la section donne issue à 1 litre et demi de liquide blanchâtre contenant des flocons muqueux. Les jours suivants, injection de liquides antiseptique et caustique, pas de cicatrisation et persistance d'un trajet fistuleux.

Dans une seconde opération, on mit à nu le trajet fistuleux qui se con-tinuait à sa partie supérieure avec la vésicule biliaire vide de liquide, mais contenant un calcul enclavé à l'origine du canal cystique et formant bouchon. Ablation du calcul, du trajet fistuleux et d'une partie de la vési-cule dont le reste a été suturé au péritoine pariétal. La bile coula pendant 6 semaines, puis l'orifice se ferma spontanément ainsi qu'une perforation d'une anse intestinale produite en désinsérant la vésicule.

Obs. 111. — Sorel. — *Cholécystectomie partielle avec cholécystostomie pour calcul enclavé à l'origine du cystique et du cholédoque. Guérison (résumée). (Normandie méd., 1899, p. 541).*

Femme de 38 ans, souffrant depuis 3 ans de crises de coliques hépa-tiques avec douleurs stomacales et vomissements avec ictère très pas-sager. Depuis 3 semaines, ictère, crises plus violentes, augmentation de volume du foie.

A l'examen : foie dur, douloureux, débordant les fausses côtes de 2 tra-vers de doigt ; au-dessous, tumeur allongée, du volume du poing, des-cendant jusqu'à l'ombilic, rénitente et mate, mobile dans le sens trans-versal. Cette tumeur, qui suit le foie dans les grandes inspirations, est pédiculisée ; son pédicule semble disparaître sous le foie.

12 août 1899. Incision sur le bord externe du grand droit ; on trouve une tumeur mobile, sans adhérences, qu'on sort facilement du ventre. On l'incise et il sort 40 centimètres cubes de bile ; ses parois sont épaisses, indurées ; il n'y a pas d'obstruction du cholédoque.

Résection de l'extrémité de la vésicule que l'on fend longitudinale-ment pour l'explorer ; on sent un calcul dur sous le foie, à l'origine du cystique et du cholédoque, mais on ne peut ni le broyer, ni le faire glisser dans la vésicule; pour l'extraire, il faut inciser jusque sur le calcul.

Suture à deux étages de la vésicule réséquée sans la fixer à la paroi abdominale, ni drainer son intérieur ; on l'isole de la cavité abdominale en plaçant au-dessous une compresse aseptique. Suture de la paroi abdominale à trois étages et pansement stérilisé.

Pendant les 4 premiers jours, la température s'élève à 37°,9 ou 38° le soir.

16 août. Ablation de la mèche ; apyrexie à partir de ce moment.

24 août. Ablation des fils, réunion complète.

La malade se lève le 17 et sort guérie le 8 septembre.

Ons. 112. — Terrier. — *Inflammation et dilatation de la vésicule avec calculs biliaires prise pour une lésion inflammatoire du cæcum et de l'appendice. Cholécystectomie partielle et cholécystostomie. Fistule biliaire. Fermeture ultérieure de la fistule. Guérison* (résumée). (*Gaz. Hebd.*, 1895, p. 603.)

Femme 35 ans, ayant eu 7 ans auparavant de l'ictère sans douleurs.

En décembre 1893, troubles dyspeptiques. Le 7 janvier 1894, elle fut prise subitement de fièvre, de vomissements bilieux et de douleurs dans la fosse iliaque droite où l'on constata une tumeur allongée, douloureuse.

Ces phénomènes disparurent, puis revinrent avec plus d'intensité.

1er juin 1894, laparotomie latérale, tumeur adhérente au péritoine, il s'agit de la vésicule adhérente ; en la libérant, il sort un calcul, puis deux autres et une petite quantité de bile ; un quatrième calcul est enchatonné dans le cystique, on l'extrait et on fixe à la paroi la vésicule dont on résèque une partie.

Suites opératoires des plus simples, reste une fistule biliaire que l'on ferme le 11 novembre 1894. Guérison.

Revue en décembre 1895, la malade va bien.

RÉSULTATS

M. Schwartz, dans son excellent livre, s'exprime ainsi au sujet des résultats de la cholécystectomie : « Grâce aux perfectionnements de la technique opératoire, grâce à la technique plus soignée de la ligature du pédicule constitué par le cystique et son artère, la cholécystectomie se présente actuellement avec un pronostic immédiat beaucoup moins sombre, et il est certain que, lorsqu'elle est bien indiquée, les résultats thérapeutiques sont bien au-dessus de ceux de sa rivale, la cholécystostomie. Dans son dernier mémoire sur le traitement de la lithiase biliaire (1899), Kehr rapporte 69 cholécystectomies avec 2 morts dues dans un cas à une hémorrhagie, dans l'autre à une embolie survenue 3 semaines après l'opération ; Löbker en rapporte 87 avec 2 morts, tandis qu'il a enregistré 2 morts sur 12 cholécystostomies. »

En 1896, M. Michaux, un des premiers défenseurs de la cholécystectomie, s'exprimait ainsi : « L'étude des résultats éloignés de mes cholécystectomies et de celles de nos collègues démontre qu'après cette opération la guérison est presque toujours complète, radicale ; il n'y a plus de douleurs, plus de coliques hépatiques, les fonctions digestives s'exécutent parfaitement, les malades engraissent, se portent à merveille, et je ne connais pas pour ma part d'opérés plus reconnaissants que les opérés d'extirpation de la vésicule biliaire. »

Au Congrès de 1900, le même auteur rapporte 50 opérations dont 32 cholécystectomies dont 6 avec cholédocotomie, avec 4 morts. Les résultats immédiats et éloignés sont excellents.

Nous ne pouvons passer en revue les résultats de tous les chirurgiens partisans de la cholécystectomie, car ils sont actuellement nombreux ; l'étude de nos observations va nous édifier sur les résultats immédiats et éloignés de l'extirpation de la vésicule biliaire.

Sur les 112 observations que nous avons pu réunir, nous voyons que 14 malades ont succombé après l'opération, mais tous ces cas de mort ne sont pas attribuables à la cholécystectomie, ainsi qu'il est facile de s'en rendre compte :

Obs. 11. — Routier. — Mort par péritonite généralisée partie du moignon, après cholécystectomie *idéale*.

Obs. 12. — Routier. — Mort 2 jours après l'opération ; pas de péritonite. Rétrécissement de la première portion du duodénum. Cœur flasque.

Obs. 34. — Michaux. — Femme de 69 ans, accidents péritonitiques antérieurs. Morte de shock.

Obs. 42. — Routier. — Foie criblé d'abcès anciens.

Obs. 48. — Schwartz. — Néphropexie avec cholécystectomie. Mort par accidents cardiaques.

Obs. 54. — Termet. — Cholécystectomie *idéale*. Mort 48 heures après de shock.

Obs. 63. — Peugniez. — Occlusion intestinale, hydropisie de la vésicule ; cholécystectomie ; résection intestinale avec entérorraphie circulaire. Mort par péritonite.

Obs. 67. — Routier. — Hémorrhagie provenant d'une artériole anormale. Mort en 48 heures.

Obs. 68. — Beck. — Cholécystite suppurée, gangrène vésiculaire, péritonite diffuse. Cholécystectomie. Mort de péritonite.

Obs. 76. — Routier. — Cholécystectomie avec cholédocotomie. Mort de néphrite.

Obs. 78. — Gibson. — Cholédocotomie avec cholécystectomie ; mort attribuée à l'épuisement graduel provenant des hémorrhagies dues à l'ictère.

Obs. 80. — Michaux. — Cholécystectomie et cholédocotomie chez une femme de 68 ans. Mort attribuée au shock.

Obs. 86. — Schwartz. — Cholédocotomie et cholécystectomie. Mort 48 heures après ; on trouve 500 grammes de bile dans l'abdomen.

Obs. 90. — Routier. — Cholécystectomie avec hépaticotomie chez une femme de 65 ans. Morte de shock.

Un certain nombre de ces morts ne peuvent pas être inscrites au passif de la cholécystectomie ; telles les observations 34, 42, 48, 63, 67, 68, 76, 80 et 90.

Ce n'est donc que dans 5 observations sur 14 (obs. 11, 12, 54, 78, 86) que la mort peut être attribuée à la cholécystectomie, et encore la mort eût peut-être été évitée dans les obs. 11 et 54, si, au lieu de faire la cholécystectomie idéale, on avait drainé. De sorte que la mortalité brute, qui s'élève à 12,5 p. 100 (14 morts sur 112), tombe en réalité à 4,46 p. 100, et si le drainage avait été fait, la proportion eût été moindre encore, 2,67. On voit donc que la mortalité est sensiblement inférieure à celle qu'on observe dans les opérations abdominales.

Nous devons aussi remarquer que, sur les 14 morts, 5 sont survenues après des opérations complexes, cholécystectomie avec cholédocotomie ou hépaticotomie, dont 2 chez des femmes âgées, 68 et 65 ans.

Nous sommes persuadés que, si la cholécystectomie était toujours faite avec des indications bien précises, une asepsie minutieuse, une technique rigoureuse, avec drainage toujours, la mortalité serait réduite encore.

Nous ne voulons pas mettre, en regard de ces chiffres, ceux de la cholécystostomie, la mortalité n'y est certainement pas inférieure.

Quant aux résultats éloignés, nous trouvons dans nos observations où ils sont consignés, 3 morts consécutives.

Obs. 4. — ROUTIER. — Malade qui mourut 7 mois après une cholécystectomie, d'une péritonite biliaire. Un calcul avait été laissé dans l'ampoule de Water, le cholédoque s'était dilaté et la cicatrice du moignon cystique avait lâché. Cette malade avait repris ses travaux très pénibles sitôt après son opération.

Obs. 10. — ROUTIER. — Malade morte, 18 mois après l'opération, de tuberculose pulmonaire, ayant débuté avant la cholécystectomie.

Obs 100. — LEJARS. — Malade morte quelques semaines après une cholécystectomie partielle ; cette mort, d'après M. Lejars, ne peut être attribuée à l'opération, mais il regrette de n'avoir pas abouché la vésicule à la paroi.

Nous avons pu revoir un certain nombre de malades opérées par notre maître M. Routier (obs. 1, 3, 6, 7, 43, 44, 73, 75, 100) depuis un laps de temps variant de quelques mois à 6 ans et plus ; toutes ces malades sont bien portantes et enchantées d'avoir été opérées ; nous n'avons trouvé chez elles aucun trouble digestif ; au contraire, les fonctions digestives sont plus régulières qu'auparavant. Elles n'ont plus eu de crises, ni de douleurs au niveau de la cicatrice. Pas la moindre récidive. Leur santé est parfaite, toutes ont plus ou moins engraissé. Chez une seule (obs. 73), nous avons trouvé un début d'éventration, au point où passait le drain ; chez toutes les autres, la cicatrice est très solide.

En 1900, Kehr avait pu avoir des renseignements sur 302 *malades opérés pour lithiase biliaire*, quelques-unes depuis 10 ans. Chez aucun d'eux on n'a pu constater de vraie récidive, c'est-à-dire une néoformation de calculs ; mais chez 15 p. 100 d'entre eux il existait des pseudo-récidives, c'est-à-dire des troubles de différente nature provoqués soit par des calculs laissés involontairement dans les voies biliaires lors de l'opération, soit par des adhérences, soit par des hernies ventrales.

On ne peut nier la possibilité de vraie récidive, l'opération n'ayant aucune influence sur la prédisposition du malade à faire des calculs. On peut cependant affirmer que les calculs trouvés lors d'une seconde intervention n'étaient pas néoformés, mais qu'il s'agissait de concrétions laissées lors de la première intervention, à l'exception des cas rares où l'on a constaté la formation de calculs autour d'une ligature pénétrant dans les voies biliaires.

Chez la plupart des malades accusant des douleurs, il s'agissait de cholécystostomisés, et les douleurs étaient dues à des adhérences. C'est la fréquence de ces douleurs, après la cholécystostomie, qui a déterminé Kehr à la remplacer de plus en plus par la cholécystectomie toutes les fois que la vésicule est le siège d'altérations inflammatoires : la possibilité du cancer de la vésicule consécutif à la cholélithiase fait aussi préférer la cholécystectomie par Löbker.

Petersen et Körte partagent l'avis de Kehr et Löbker relativement à la cholécystectomie et aux récidives de la lithiase.

M. Schwartz n'a pas non plus observé de récidive, si ce n'est chez une opérée de cysticotomie, qui, au bout d'un an, eut un nouvel et fort accès de coliques hépatiques.

Parmi les malades de M. Routier, nous n'avons pas non plus observé de récidive ; la malade de l'observation 4 a eu des accidents consécutifs à l'oubli d'un calcul dans l'ampoule de Water.

Ces résultats, tant immédiats qu'éloignés, sont donc des plus encourageants, et nous sommes persuadés, pour notre part, que la cholécystectomie, lorsqu'elle sera mieux connue de ceux qui l'ignorent encore, et qu'elle sera faite suivant les indications et la technique que nous avons exposées, verra son domaine s'étendre beaucoup, au plus grand bien des malades.

Nous serons heureux, si nous avons pu, dans ce modeste travail, contribuer à montrer ses avantages et son efficacité, et à la faire accepter de ceux qui sont restés jusqu'ici ses adversaires.

CONCLUSIONS

1° La lithiase biliaire peut déterminer une série d'accidents graves : coliques hépatiques répétées et très intenses, infection secondaire avec ses conséquences (angiocholécystite calculeuse, cholécystite suppurée), migration incomplète des calculs avec obstruction du cystique ou du cholédoque, perforations et ruptures de la vésicule.

2° Un traitement médical bien institué et rigoureusement suivi peut prévenir l'apparition de ces divers accidents ; mais il est des cas qui lui résistent. Aussi, lorsque, chez un lithiasique, ces accidents surviennent et persistent malgré le traitement médicamenteux et hydrominéral, il faut, sans tarder, en arriver à l'intervention chirurgicale qui seule est capable de guérir le malade.

3° Les opérations dirigées contre les accidents lithiasiques se réduisent actuellement aux suivantes : la cholécystotomie simple ou idéale, rarement indiquée, la cholécystostomie, la cholécystectomie, la cholédocotomie.

C'est entre la cholécystostomie et l'extirpation de la vésicule qu'on aura à choisir. La première a ses indications absolues : l'infection grave des voies biliaires nécessitant le drainage de la bile septique, l'obstruction infranchissable du cholédoque ; mais dans les deux cas, elle n'est qu'un pis aller thérapeutique, une opération d'urgence, palliative, laissant après elle des fistules, des adhérences douloureuses, nécessitant souvent une intervention secondaire. Dans tous les autres cas, on doit lui préférer la cholécystectomie, qui, peut-être un peu plus difficile, est aussi bénigne et a l'avantage d'être plus radicale : elle donne d'ailleurs d'excellents résultats. Des accidents qu'on lui a reprochés, deux peuvent être évités, l'hémorrhagie, la péritonite;

le dernier, l'écoulement bilieux n'a pas d'importance si l'on a drainé, car il tarit rapidement.

4° Les indications de la cholécystectomie dans la lithiase biliaire sont nombreuses, mais d'autant plus difficiles à préciser que, le plus souvent, c'est au cours d'une laparotomie exploratrice que l'opération est décidée.

a. Dans la lithiase de la vésicule et du cystique, l'intervention sera commandée par deux ordres de symptômes, douleurs, tumeur. La douleur se présente soit sous forme de coliques hépatiques très intenses, répétées, soit sous forme de coliques vésiculaires fréquentes ; dans certains cas de lithiase latente, les douleurs sont moins violentes mais à peu près constantes, et s'accompagnent de troubles digestifs et nerveux et de modifications de l'état général. Au point de vue anatomique, ces types cliniques correspondent aux différentes formes de la cholécystite calculeuse chronique, et la cholécystectomie y trouve des indications certaines.

La tumeur siège dans l'hypochondre, ses caractères sont variables ; il s'agit, suivant les cas, d'hydropisie vésiculaire, d'empyème, de cholécystite hypertrophique, de péricholécystite.

b. Dans la lithiase du cholédoque avec lithiase de la vésicule, celle-ci peut servir de guide pour lever l'obstacle du cholédoque ; elle peut être enlevée lorsqu'elle est altérée.

5° L'infection des voies biliaires avec fièvre et phénomènes généraux graves, l'imperméabilité du cholédoque, les adhérences péricystiques très étendues et très denses, le grand âge des malades, la cachexie, les altérations graves du foie et des reins sont des contre-indications formelles à la cholécystectomie.

6° La technique opératoire de la cholécystectomie sera la suivante : incision verticale latérale, longue de 10 à 15 centimètres, sur le bord externe du muscle grand droit de l'abdomen ou à travers ce muscle ; recherche et exploration de la vésicule, et en même temps exploration du cystique et du cholédoque si cela est possible ; libération de la vésicule, avec de grandes précautions pour ne pas déchirer l'intestin ni entamer le tissu hépatique ; ouverture de la vésicule et extraction des calculs de la vésicule et du cystique, par expression, ou au moyen d'un lavage à l'eau stérilisée ; exploration des voies biliaires par le cathétérisme ou mieux avec les deux index, temps très important qui permet non seulement de reconnaître les calculs, mais de les ramener dans la vésicule, sinon, on aura recours à la cholédocotomie suivie de cholécystectomie, ou à l'incision prolongée de la vésicule jusque sur le cholédoque, avec cholécystectomie ; la perméabilité du cholédoque étant certaine, ligature du cystique avec son artère, qu'on peut aussi lier séparément, et excision de la vésicule au thermocautère ; drainage du foyer opératoire qu'on sépare de la cavité péritonéale avec une compresse épaisse de gaze stérilisée.

7ª De l'étude de nos observations, il ressort que les résultats immédiats et éloignés de la cholécystectomie sont très encourageants ; c'est pourquoi nous croyons que cette opération mérite en chirurgie biliaire une place plus grande que celle qu'on lui a attribuée jusqu'ici.

BIBLIOGRAPHIE

Abbe. — Chirurgie de la vésicule biliaire. *N. York med. Journ.*, janvier 1892.

Adler. — *Réunion libre des chirurgiens de Berlin*, juillet 1891.

André. — Lithiase biliaire, cholécystostomie, fistule persistante, cholécystectomie secondaire. *Rev. méd. de l'Est*, 1900, nº 410.

Baudouin. — Nouvelles opérations sur les voies biliaires. *Progr. méd.*, avril, juillet, août 1896; juin, juillet, août, octobre 1897; janvier, juin, 1898. — Des opérations qui se pratiquent sur les voies biliaires, 1 vol., 1897.

Beck. — Quand doit-on opérer la lithiase biliaire. *N. York med. Journ.*, mai 1897.

Bernard. — Indications de l'intervention chirurgicale dans la lithiase biliaire. *Gaz. médicale Picardie*, 1900, p. 67.

Dilhaut et Delineau. — *Rev. méd. de Paris*, 1900, p. 91.

Broca. — Cholécystectomie pour lithiase limitée à la vésicule biliaire. *Gaz. hebd.*, août 1894.

— *Soc. de chir.*, 1896, p. 866.

Brodier. — *Indépend. méd.*, février 1896.

Cadeac. — *Contribution à l'étude de la cholécystite suppurée.* Th. Paris, 1891.

Caliari. — Deux cas de cholélithiase traités chirurgicalement. *Rif. med.*, 1884, p. 422.

Calot. — *De la cholécystectomie.* Th. Paris, 1890.

Chaput. — *Technique et indication des opérations sur l'intestin, l'estomac, les voies biliaires*, 1 vol., 1892.

Claude. — Lésions toxi-microbiennes de la vésicule biliaire. *Soc. de biologie*, février 1896.

Courvoisier. — Chirurgie des voies biliaires. In *Rev. de Hayem*, 1891.

Couturier. — *De l'obstruction calculeuse du cholédoque.* Th. Paris, 1896.

Czerny. — Chirurgie de la vésicule biliaire. *Deut. med. Woch.*, 1892, p. 516.

Dawson. — In *Gaz. hebd.*, 1891.

Delagenière. — Cathétérisme des voies biliaires. *Bul. de la Soc. de chir.*, 1891, p. 740.

— Cholécystostomie intrapariétale et transmusculaire ou cholécystostomie temporaire. *Arch. prov. de chirurgie*, 1895, p. 609.

— Drainage des voies biliaires. *Congr. fr. de chir.*, 1898, p. 378.

— Calcul biliaire extrait par cysticotomie. *Arch. méd. d'Angers*, 1898, p. 82.

— Opérations faites sur les voies biliaires pour lithiase. *Rev. de gynéc.*, 1899, p. 127.

— Méthode générale pour intervenir sur les voies biliaires dans les cas de lithiase. *Arch. méd. d'Angers*, 1899 et 1900.

DELDECQ. — *Des lésions de la vésicule dans la lithiase.* Th. Paris, 1892.

DELETREZ. — *An. Soc. belge de chir.*, 1896, p. 64.

DELLA ROSA. — *La clinica chirurgica*, 1900.

DEPAGE. — *An. de la Soc. belge de chir.*, janvier 1895.

DE QUENTAL. — *Traitement de la lithiase biliaire.* Th. Paris, 1895.

DIANCOURT. — Th. Paris, 1900.

DOMINICI. — *Angiocholites et cholécystites suppurées.* Th. Paris, 1898.

DOYEN. — *Arch. prov. de chir.* 1892, p. 149. *Congr. de chir.*, 1899.

DUPRÉ. — *Les Infections biliaires.* Th. Paris, 1891.

— *Manuel de Médecine.* DEBOVE et ACHARD, t. VI.

DURET. — *Congrès de chir.*, 1892. — Des lithiases biliaires latentes et de leur traitement chirurgical. *Congr. fr. de chir.*, 1897.

ELLIOT. — Cas de chirurgie des voies biliaires. *Bost. med. Journ.*, mars 1897.

FADDEN GASTON. — Chirurgie de la vésicule et des conduits biliaires. *Associat. méd. amér.*, juin 1892 (Discus. MYERS, DAVIS).

FAURE. — *Traité de chirurgie.* LE DENTU, DELBET, t. VI.

FERGUSSON. — Chirurgie de la vésicule et des conduits biliaires. *Brit. med. J.*, nov. 1897.

FORGUE. — *Montpellier méd.*, 1891, p. 533.

— Indications du traitement chirurgical dans la lithiase et les infections des voies biliaires. *Gaz. hebdom.*, 10 déc. 1897.

FORGUE et RECLUS. — *Thérapeutique chirurgicale*, 2e édit.

FOURNIER (L.). — *Origine microbienne de la lithiase biliaire.* Th. Paris, 1896. V. Gilbert.

FRAENKEL. — Chirurgie du système biliaire. *Centralbl. f. Chir.*, 1892, p. 697.

GALLIARD. — Des indications de la cure chirurgicale dans la lithiase biliaire. *Merc. méd.*, sept. 1894. — L'atrophie de la vésicule dans la lithiase biliaire. *Méd. mod.*, 20 février 1895.

GERARD-MARCHANT. — A propos de la communication de Tuffier sur la lithiase vésiculaire. *Bul. de la Soc. de chir.*, 1896, p. 388.

— Discussion sur la cholédocotomie. *Bul. Soc. chir.*, 1896, p. 359.

GENSTER. — Chirurgie de la vésicule biliaire. *Méd. News*, avril 1897.

GIBSON. — *Med. Rec.* N. Y., 1900, p. 977.

GILBERT et L. FOURNIER. — *Traité de médecine et de thérapeutique*, t. V.

— Traitement de la lithiase biliaire. *Rapport au Congrès int. de 1900.*

GILBERT et LEREBOULLET. — De l'ictère familial. La diathèse biliaire. *Société médicale des hôpitaux,* avril, juillet, novembre et décembre 1900, et mars, mai, juin, juillet 1901.

GIORDANO. — Chirurgie biliaire. *Centr. f. Chir.,* 1899, p. 780.

GROSS. — *Rev. méd. de l'Est,* 1900, p. 411 et 503.

GUENIOT. — *Bul. de la Soc. anatomique,* 1900, p. 385.

GUILLEMAIN. — De la cholécystectomie. *Gaz. hebd.,* 26 sept. 1891.

GUILLEMIN. — *De la cholécystite calculeuse.* Th. Paris, 1899.

HANOT. — Atrophie de la vésicule biliaire. *Soc. méd. des hôpitaux,* janvier 1891.

HARTMANN. — *Bul. de la Soc. anatomique,* 1891, p. 431.

HELFERICH. — *Deut. med. Woch.,* 1892, p. 1020.

HEYDENREICH. — *Soc. de méd. de Nancy,* 1895.

HOLLOWBUSH. — Chirurgie de la vésicule biliaire. *Med. Record,* oct. 1896.

ISRAEL. — V. ADLER.

JABOULAY. — Chirurgie des voies biliaires. *Lyon médical,* mars 1894.

JACOMET. — Th. Paris, 1901.

JANOWSKI. — Altération de la vésicule dans la lithiase. *Ziegler's Beiträge z. path. Anat.,* 1892, p. 149.

JEANNEL. — *Archiv. prov. de chirurgie,* 1896, p. 543.

JEANNERET. — *Rev. méd. de la Suisse romande,* 1900, p. 61.

JEANTY. — *De la cholédocotomie; manuel opératoire.* Th. Paris, 1899.

JOURDAN. — *De la cholédocotomie.* Th. Paris, 1896.

KEHR. — Sur la chirurgie des voies biliaires. *Deut. Zeit. f. Chir.,* 1894, p. 321.

— Ablation des calculs enclavés dans le cystique par l'incision de ce conduit. *Arch. f. klin. Chir.,* 1894, p. 875.

— De la chirurgie des voies biliaires. *Berlin Klin.,* 1895.

— Statistique de 200 opérations sur les voies biliaires. *Cent. f. Chir.,* août 1896.

— Résultats de 360 laparotomies pour calculs biliaires, en considérant les 151 opérations faites les deux dernières années. *Wolkmann samlung klinisch Vorträge,* octobre 1898.

KEHR, EILERS et LUCKE. — Etude sur 197 opérations sur les voies biliaires. *Arch. f. klin. Chir.,* 1899, p. 470.

KEHR. — Indication du traitement chirurgical de la cholélithiase. *Münscher med. Woch.,* 1899.

KEHR, LÖBKER, PÉTERSEN, KÖRTE. — Sur les récidives après les opérations pour calculs biliaires. *Congr. de la Soc. allem. de chir.,* 1900, p. 466.

KOELHER. — Beitrag zur Kasuistik der operationen an der Gallenblase. *Deut. Zeit. f. Chir.,* 1891, p. 543.

KOERTE. — Sur la chirurgie des voies biliaires. *Berl. klin. Woch.,* 1892, p. 369.

KUMMEL. — Chirurgie des voies biliaires. *Soc. des méd. de Hambourg,* mars 1892.

LANGENBUCH, HAHN, SOMENBURG. — Discussion de la réunion libre des chirurgiens de Berlin. *Berlin klin. Woch.*, 1892, p. 369.

LANGENBUCH. — Coup d'œil sur le développement historique de la chirurgie de l'appareil biliaire. *Berlin klin. Woch.*, juin 1896.

LEJARS. — Note sur la cholécystectomie dans la lithiase biliaire. *Acad. de méd.*, 1895, et *Bull. méd.*, 24 décembre 1895.

— Indications de la cholécystostomie et de la cholécystectomie dans la lithiase biliaire. *Rev. de chirurgie*, 1898, p. 645.

— Sur un cas de cholédocotomie. *Bul. Soc. de chir.*, 1897, p. 701.

— Les indications de l'intervention chirurgicale dans les ictères chroniques. *Gaz. des hôpitaux*, janvier 1898.

— Résultats immédiats et éloignés de l'intervention chirurgicale dans les cholécystites calculeuses. *Congr. de chir.*, 1899.

— Rapport sur une obs. de Sierra. Calculs du cholédoque et de la vésicule biliaire. *Bul. de la Soc. de chir.*, 1900, p. 895.

— Sur la cholécystostomie. *Bul. de la Soc. de chir.*, 1900, p. 1071.

LE LIONNAIS. — *Diagnostic des tumeurs de l'hypochondre droit.* Th. Paris, 1898.

LEONTE. — Intervention chirurgicale dans la lithiase biliaire. *Cong. de chir.*, 1892, p. 164.

LEPETIT. — *De la cholédocotomie,* Th. Paris, 1894.

LILIENTHAL. — Traitement chirurgical de la lithiase biliaire. *Med. Record*, mars 1896.

LINDER. — *Berlin klin. Woch.*, 1892, p. 288 et 281.

LINDER, LANGENBUCH et KŒRTE. — Chirurgie des voies biliaires. *Réun. libre des chir. de Berlin*, janvier 1892.

LOISELET. — *De la cholécystentérostomie dans le cancer du pancréas.* Th. Paris, 1899.

LONGUET. — *Traitement chirurgical de l'angiocholécystite non calculeuse.* Th. Paris, 1898.

MAGNIN. — *Des accidents de la lithiase biliaire.* Th. Paris, 1898.

MARTIG. — *Beiträge zur Chirurg. der Gallenwege*, 1893 (cité par LEJARS).

MAUCLAIRE. — *Soc. anat.*, 1894, p. 685. V. PICQUÉ.

MAYO. — Chir. de la vésicule biliaire. *Journ. améric. Assoc.*, août 1898.

MAYO ROBSON. — Chir. des voies biliaires. *Congrès de Rome*, 1894.

MERMANN. — Contribution à la chir. des voies biliaires. *Beit. z. klin. Chir.*, 1895, p. 316.

MEYER. — *De l'incision complète et de proche en proche des voies biliaires pour l'extraction des calculs du cholédoque.* Th. Paris, 1899.

MICHAUX. — Traitement des fistules biliaires rebelles par la cholécystectomie. *Ac. de méd.*, 1890, et *Bul. méd.*, 1890, p. 539.

— Résultats éloignés de la cholécystectomie. *Congr. de chir.*, 1892.

— La cholécystectomie dans le traitement de la lithiase biliaire. *Congr. de chir.*, 1893.

— Chirurgie du cholédoque. *Bul. de la Soc. de chirur.*, 1895, p. 852.

— Discussion sur la lithiase de la vésicule biliaire. *Soc. de chir.*, 1896, p. 859.

— Chirurgie du cholédoque. *Bul. de la Soc. de chir.*, 1898, p. 691 et 1110.

— Cholécystectomie. *Bul. de la Soc. de chir.*, 1900, p. 74.

— De la cholécystectomie envisagée au point de vue de ses résultats immédiats et éloignés. *Congr. Intern.*, 1900.

— Vésicule biliaire remplie de calculs. *Bul. Soc. de chir.*, 1901, p. 155.

MIGNOT. — Th. de Paris, 1896.

MONOD. — De la cholécystectomie à sutures perdues (cholécystectomie idéale), dans un cas d'hydropisie vésiculaire. *Bul. méd.*, février 1893.

— Discussion sur les interventions chirurgicales dans la lithiase biliaire. *Bul. de la Soc. de chir.*, 1896, p. 421.

— Discus. sur la cholédocotomie. *Bul. de la Soc. de chir.*, 1896, p. 546.

MORESTIN. — *Soc. anatomique*, 1900, p. 387.

MORIN. — *De l'hydropisie de la vésicule biliaire*. Th. Paris, 1894.

MOULOUGUET. — Cholécystite calculeuse compliquée d'adénite lombo-sacrée. *Cong. de chir.*, 1897.

— Cholécystectomie ou cholécystostomie. *Gaz. méd. de Picardie*, 1900, p. 70.

MURPHY. — Les opérations sur la vésicule. *Assoc. méd. améric.*, juin 1893.

— Chirurgie des voies biliaires. *Med. Record*, janvier 1894.

OZENNE. — Hydropisie de la vésicule biliaire. Cholécystectomie partielle. Guérison *Bul. de la Soc. de méd. et de chir. pratiques*, mai 1898.

PANTALONI. — *Chirurgie du foie et des voies biliaires*, 1 vol., 1900.

— Des interventions biliaires par voie duodénale. *Rev. de gynécol.*, 1901, p. 128.

PARKER. — Chirurgie de la vésicule biliaire. *N. York med. Journal*, juillet 1892.

PAUCHET. — *Chirurgie des voies biliaires*, 1 vol., 1900.

PAUDILES. — *Chirurgie des calculs du canal cholédoque*. Th. Lyon, 1898.

PÉAN. — Opérations applicables au traitement de la lithiase de la vésicule biliaire. *Gaz. des hôpitaux*, 16 avril 1892.

PERIER. — Chirurgie des voies biliaires. *Congr. de chir.*, 1891 (discussion : Picqué, Péan, Terrier).

— Extirpation de la vésicule biliaire. *Bul. méd.*, 15 avril 1891.

PETERSEN. — Chirurgie des voies biliaires. In. *Rev. de Hayem*, 1898, t. II, p. 662.

— Pathologie et traitement de la lithiase biliaire. *Centr. f. Chir.*, 1899.

— Chirurgie du foie et des voies biliaires. *XXVII° Congrès allem. de chir.*, 1899.

PETIT (L.-H.). — Opérations chirurgicales sur les voies biliaires, *Union méd.*, 1892.

PEUGNIEZ. — Chirurgie des voies biliaires. *Gaz. méd. de Picardie*, 1900, p. 48.

PEYROT. — *Bul. de la Soc. de chir.*, 1892, p. 222.

PICQUÉ. — Indications chirurgicales dans la lithiase biliaire. *Journal des prat.*, 1891, p. 145.

PICQUÉ et MAUCLAINE. — Deux cas de cholécystectomie pour fistule biliaire. *Bul. de la Soc. de chir.*, 1900, p. 627.

PLICQUE. — Traitement de la lithiase biliaire. *Gaz. des hôpit.*, février 1894.

QUENU. — Etude sur la chirurgie du cholédoque. *Bul. Soc. chir.*, 1895, p. 822.

— Discus. sur la cholédocotomie. *Bul. de la Soc. de chir.*, 1896, p. 530.

— De la cholédocotomie sans sutures. *Bul. de la Soc. de chir.*, 1898, p. 638.

RAMBERT. — Th. Paris, 1899.

RECLUS. — Sur une observation d'entérostomie biliaire. *Bul. de la Soc. de chir.*, 1892, p. 755 et 767, et *Sem. méd.*, 1893, p. 569.

REYNIER. — Valeur diagnostique de l'état de la vésicule biliaire dans les oblitérations du canal cholédoque. *Soc. de chir.*, 1892, p. 803.

RICARD. — Sur une observation de cholécystentérostomie. *Bul. de la Soc. de chir.*, 1894, p. 572.

— Cysticotomie et cholédocotomie. *Bul. Soc. de chir.*, 1896, p. 488.

RICHARDSON. — Chirurgie de la vésicule biliaire. In. *Merc. méd.*, 1893, p. 348, et *An. of surg.*, octobre 1893.

— Cholécystostomie et cholécystectomie dans les cas de calculs enclavés dans le canal cystique. *Med. Record*, 3 nov. 1894.

RINGSTEDT. — Cholécystectomie pour hydropisie de la vésicule biliaire consécutive à des calculs. In. *Rev. intern. de méd. et chir.*, 1895.

ROSE. — Chirurgie conservatrice des voies biliaires. *Berlin. klin. Woch.*, 1890, p. 1072.

— Curettage des voies biliaires pour remplacer la cholécystectomie et la cholédocotomie. *Deut. Zeit. f. Chir.*, 1898.

ROUTIER. — Occlusion du cholédoque. *Acad. de méd.*, 1890.

— Calcul biliaire dans le cholédoque. *Bul. de la Soc. de chir.*, 1892, p. 819.

— A propos de la lithiase vésiculaire. *Bul. de la Soc. de chir.*, 1896, p. 415 et 429.

— Calculs du cholédoque et de la vésicule. *Bul. de la Soc. de chir.*, 1897, p. 703.

— Sténose pylorique simulant un néoplasme due à une cholécystite calculeuse, gastro-entérotomie. *Soc. de chir.*, 1899, p. 429.

— Cholécystite calculeuse, vésicule hypertrophiée. *Bul. de la Soc. de chir.*, 1900, p. 249.

— A propos de la cholédocotomie. *Bul. de la Soc. de chir.*, 1901, p. 820.

— Calculs du cholédoque. *Bul. de la Soc. de chir.*, 1901, p. 851.

ROUX. — *Soc. vaudoise de méd.*, 1891.

— 10 opérations pour calculs biliaires. *Rev. méd. de la Suisse romande*, 1895, p. 161.

SAINTON. — Chirurgie de la vésicule biliaire. *Gaz. des hôpit.*, 21 janvier 1891.

SANCHEZ. — *Des calculs du cholédoque, de la cholédocotomie.* Th. Paris, 1898.

SCHMIDT. — Hémorrhagie après cholécystectomie. *Deut. Zeit. f. Chir.*, 1900, p. 586.

SCHWARTZ. — Un cas de cholécystectomie idéale. *Bul. méd.*, 1er mars 1898.

— Sur la lithiase vésiculaire. *Bul. de la Soc. de chir.*, 1896, p. 570.

— Cholécystostomie et cholécystectomie. *Bul. de la Soc. de chir.*, 1896, p. 630.

— Cholécystectomie avec cholédocotomie. *Bul. de la Soc. de chir.*, 1897, p. 703.

— Discussion sur la cholédocotomie. *Bul. de la Soc. de chir.*, 1898, p. 647.

— Lithiase vésiculaire. Coliques hépatiques très violentes et continuelles depuis 18 ans. Cholécystotomie idéale. *Bul. de la Soc. de chir.*, 1898, p. 1032.

— Chirurgie du foie et des voies biliaires, 1 vol., 1901.

— Calcul du cholédoque. Cholédocotomie. Drainage du cholédoque. Guérison. *Bul. de la Soc. de chir.*, 1901, p. 819.

SEGOND. — *Traité de chirurgie.* DUPLAY, RECLUS, t. VI.

SENDLER. — Chirurgie de la vésicule biliaire et du foie. *Deut. Zeit. f. Chir.*, 1895, p. 3.

— Cholécystectomie avec résection du canal cystique. *Soc. méd. de Magdebourg*, 28 avril 1898.

SHETTLE et BRETON. — Un cas de cholécystectomie. *Lancet*, 14 nov. 1896, et *Brit. med. Journ.*, 12 déc. 1896.

SIERRA. — V. LEJARS.

SIEUR. — Traitement chirurgical des calculs biliaires. *Arch. génér. de méd.*, 1892.

SOREL. — Cholécystectomie pour calcul enclavé à l'origine du cystique et du cholédoque. *Normandie méd.*, 1899, p. 541.

— Indication de la chirurgie des voies biliaires. *Rev. méd. de Normandie*, 1900, p. 123.

SOUVILLE. — *Cholécystite scléreuse d'origine calculeuse et péricholécystite.* Th. Paris, 1895.

SPRENGEL. — *Congr. all. de chir.*, 1891.

STIÉNON. — Cholécystectomie. *Soc. belge d'anat. path.*, octobre 1900.

STROEM. — Résultats de 50 opérations des voies biliaires. *Centr. f. Chir.*, 1895, p. 1367.

STUDSGAARD. — Cas de cholédocotomie. Rapport de Terrier. *Bul. Soc. de chir.*, 1892, p. 840.

TERMET. — Cholécystite chronique calculeuse. *Soc. anat.*, novembre 1898.

TERRIER. — Cholécystectomie, fistule biliaire. *Acad. de méd.*, 1891, p. 888.

— Observations de cholécystotomie et de cholécystectomie. *Acad. de méd.*, 1891, p. 888.

TERRIER et DALLY. — Cathétérisme des voies biliaires. *Rev. de chir.*, 1891, p. 648, et 1892, p. 136.

TERRIER. — De la cholédocotomie proprement dite. *Rev. de chir.*, nov. 1892.

— Résultats immédiats et éloignés d'opérations pratiquées sur les voies biliaires. *Congr. de chir.*, 1892, p. 594. (Discussion Boeckel, Michaux, Terrillon, Leonte, Duret, Delagenière, Richelot).

— Cholédocotomie et cholécystectomie. *Acad. de méd.*, mars 1894.

— Traitement chirurgical de l'angiocholite et de la cholécystite infectieuses. *Rev. de chir.*, déc. 1895.

— Drainage des voies biliaires infectées. *Congr. de chir.*, 1898, p. 386.

TERRIER et AUVRAY. — *Chirurgie du foie et des voies biliaires*, 1 vol., 1901.

TERRILLON. — Interventions chirurgicales sur les voies biliaires. *Bul. de thérapeutique*, 15 juin 1892.

THIRIAR. — Chirurgie des voies biliaires. *Gaz. hebd.*, août 1894.

TRICOMINI. — Chirurgie des voies biliaires. *Congr. italien de chir.*, 1899.

TRILLE. — *Fistules cutanées d'origine biliaire.* Th. Lyon, 1899.

TUFFIER. — Calcul du cholédoque. Cholécystostomie. Lithotripsie, extraction par morcellement. *Bul. de la Soc. de chir.*, 1893, p. 66.

— Indications opératoires dans la lithiase biliaire. *Bul. de la Soc. de chir.*, 1894, p. 613.

— Lithiase de la vésicule biliaire et cholécystostomie. Diagnostic et traitement. *Bul. de la Soc. de chir.*, 1896, p. 245 et 489.

VALLAS. — Calculs du cholédoque. Rétention biliaire. Cholédocotomie. Guérison. *Bul. de la Soc. de chir. de Lyon*, 1900, p. 11.

VAUTRIN. — Indications de la cholécystostomie. *Arch. prov. de chir.*, mai 1894.

— Indications de la cholécystectomie. *Rev. méd. de l'Est*, janv. 1895.

— De l'obstruction calculeuse du cholédoque. *Rev. de chir.*, 1896, p. 454.

VOIGT. — Chirurgie de la vésicule biliaire. *Deut. med. Woch.*, 1890.

WEEKS. — Cholécystectomie. *Assoc. amér. de chir.*, 1895.

WIART. — *Anatomie du cholédoque.* Th. Paris, 1899.

TABLE DES MATIÈRES

11-3-02. — Tours, imp. E. Arrault et Cie.

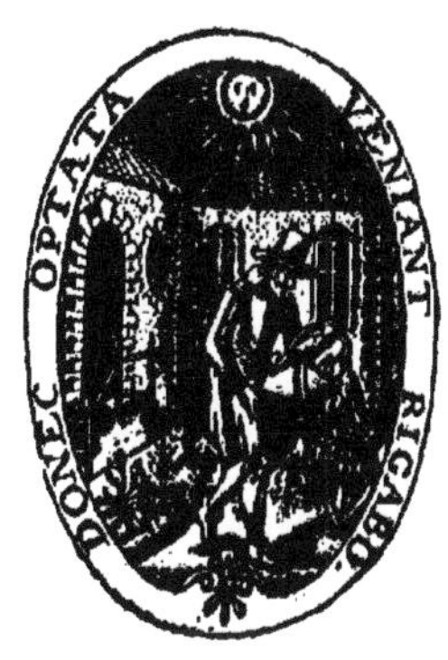

Tours. — Imp. E. ARRAULT et Cⁱᵉ